Adelheid Ohlig

Yoga mit den Mondphasen – Luna Yoga

Adelheid Ohlig

Yoga mit den Mondphasen – Luna Yoga

Mit Zeichnungen von Elisabeth Schöfer

Walter Verlag, Zürich und Düsseldorf

Hinweis:
Die Ratschläge in diesem Buch sind von der Autorin und vom Verlag sorgfältig geprüft, dennoch sind die Übungen in diesem Buch vorrangig für Gesunde geeignet. Yoga ersetzt keine medizinische Konsultation oder ärztliche Heilbehandlung.
Es empfiehlt sich, Yoga unter Anleitung eines Lehrers/einer Lehrerin zu praktizieren.

Die Deutsche Bibliothek – CIP-Einheitsaufnahme

Ohlig, Adelheid:
Yoga mit den Mondphasen – Luna Yoga / Adelheid Ohlig. Mit Zeichn. von Elisabeth Schöfer. – Zürich ; Düsseldorf : Walter, 1999
ISBN 3-530-30046-2

Illustrationen: Elisabeth Schöfer

Satz: Jung Satzcentrum, Lahnau
Druck und Bindung: Grafo
ISBN 3-530-30046-2

Inhalt

Einleitung

Ein Buch wie ein Haus – vom Mond bestrahlt

Ein Buch schreiben wie ein Haus bauen: beim Fundament anfangen, das meist unsichtbar bleibt, in der Erde verborgen, und doch wichtig ist; die verschiedenen Möglichkeiten des Bauens ausloten. Wie unterschiedlich die Menschen auf der Welt ihre Behausungen gestalten und wie diese sich im Lauf der Jahrtausende änderten.

So möchte ich aus allen Quellen schöpfen und in alle Richtungen schauen, um in der Tiefe wie in der Weite Formen zu finden, die Entwicklung versprechen und zugleich Geborgenheit wie Freiheit vermitteln. Rückzug und Regeneration sollen möglich sein wie auch Kontakt und Kommunikation; Erholung und Entspannung sollen ebenso er- und belebt werden wie Austausch und Abenteuer.

Solch ein Haus braucht Türen und Fenster zum Öffnen und Schließen, mehrere Ein- und Ausgänge, Ausguck und Ausblick wie Einsichten und Einblick. Eine sparsame Möblierung erlaubt Inspiration und läßt Raum für die eigene Dynamik.

Ein paar Grundsätze – wichtigen Bausteinen gleich – genügen. Sitzen läßt sich auf verschiedene Weisen: hoch und nieder, auf Stühlen, Sofas, am Boden, auf Bänken, auf Hockern und Chaiselongues. Auch Stehen tut bisweilen gut. Da braucht es genau wie fürs Schlafen keine Dogmen – es muß einfach nur der jeweiligen Stimmung entsprechen.

Ein solches Buch sollte man also an beliebigen Stellen aufschlagen können und das Passende vorfinden – einen Platz zum Ruhen und Rasten, einen Ort, wo die Neugier befriedigt, der Hunger gestillt wird. Anregungen möchte man finden, um selber aktiv zu werden, und Impulse, um die Initiative zu ergreifen. Manchmal genügt ein Satz, der mir vorgedacht wird, um mich nachdenken zu lassen.

So können neue Schritte gewagt werden – aus dem Kopf in den Körper.

Eine uralte, vor Jahrtausenden auf dem indischen Subkontinent entstandene Methode kann hierbei wertvolle Wegbegleitung sein: Yoga – die Kunst, Körper, Kopf und Kosmos miteinander kommunizieren zu lassen. Diese alte Wissenschaft, die lehrt, Energien erfahrbar zu machen, lädt uns immer wieder zum wachen Erleben eines jeden Moments ein – und dazu, wertfrei anzunehmen, was kommt, und das Beste daraus zu machen.

So ist jeder Augenblick einzigartig und frei, gleichwohl eingebettet in die Zyklen unseres Erdenlebens, die durch Geburt und Tod begrenzt sind und durch die Bewegungen der Erde sowie unserer nächsten Gestirne, Sonne und Mond, strukturiert werden in Tag und Nacht, Monat (Mond) und Jahr, Jahreszeiten.

Gesundheit und Krankheit, Wohlbehagen und Mißbefinden müssen nicht als unumstößliche Konstanten gesehen werden, sondern können immer auch im Wechselspiel allen rhythmischen Geschehens auf Erden wahrgenommen werden. Gesundheit gerät so nicht zu einem fixen Fetisch, sondern wird dankbar als Geschenk angenommen. Dann muß dem Kranksein, einer Krankheit nicht der Kampf angesagt werden. Vielmehr können darin Hinweise und Herausforderungen entdeckt werden, die den weiteren Weg weisen. Aus der Bedeutung, einem freien Deuten, erkennt man Vorgehensweisen für die Behandlung, also den Schritt zum eigenen und selbstverantwortlichen Handeln.

Eine Disziplin wie Yoga kann helfen, Unstimmigkeiten besser und schneller zu spüren. Und sie bietet die Möglichkeit des behutsamen Hineinschwingens in das, was gerade ansteht. Oft verrät der Weg über den Körper auch auf umfassende Weise, worauf heute zu achten ist. Denn diese alte Gesundheitslehre lockt uns, mit Haltungen und Stellungen, Positionen und Bewegungen auszukundschaften, wie wir uns just in diesem Moment fühlen. Wir werden aufgefordert, genau hinzuschauen, dem Körper zuzuhören. In einer jeden Stellung offenbart sich Energie, wenn wir achtsam genug sind, sie zu fühlen. Dabei geht es dann nicht um reine Nabelschau – nein, unsere Sinne werden nicht nur bezüglich des Innenlebens geschärft, sondern sie nehmen auch Äußeres besser wahr. Nicht nur die Atemluft in ihrer chemischen Zusammensetzung wird uns dann bewußter, sondern auch das, was wir noch zum Atmen brauchen – wie Begegnungen und Beziehungen. Die Begegnung mit mir selbst verdeutlicht mir auch, wie wichtig mein soziales Umfeld ist. Hier entwickelt diese uralte Philosophie durchaus eine politische Dimension, die vom Körperlichen ausgeht und von da das ganze Sein mit einbezieht.

An uns liegt es, angemessen mit unseren Kräften, unserer Energie umzugehen. Und: Wir entscheiden, was wir für angemessen halten. Jede ganzheitliche Übungsform wird unsere Entscheidungsfähigkeit stärken. Yoga als Verbindung von Kopf, Körper und Kraft oder als Zusammenspiel von Hirn, Herz und Hand ist der Übungsweg, den ich wählte und der mir inzwischen auch am längsten vertraut ist. Darum zeige ich Beispiele aus dieser Tradition, die der Überlieferung nach ebenso viele Wege und Weisen kennt, wie es Menschen gibt.

Aus der reichen Übungsfülle an Haltungen, Stellungen, Sitzweisen, Atemübungen und Meditationen wählte ich die, die sich mir intuitiv im Laufe eines Monats aufdrängten. Ein Mondumlauf um die Erde währt etwa 29 Tage – eine gute Zeit, um sich selbst in einem überschaubaren Zeitmaß kennenzulernen und gleichwohl verschiedene Stimmungen, Schwingungen mitzubekommen.

Nehmen wir noch die alte Kunst der Astrologie dazu, ergeben sich Mondpositionen in verschiedenen Tierkreiszeichen oder Sternbildern. So erleben wir den Mond, unseren nächsten Erdtrabanten, nicht nur als Neu- oder Leermond, dann zunehmend, wachsend über den Halbmond zum Vollmond, der dann wieder abnimmt und von neuem seinen Lauf beginnt, sondern auch noch in der Qualität der unterschiedlichen Signaturen. Diese wiederum lassen sich in Elemente unterteilen: So gehören zum *Feuer* der stürmische frühlingshafte Widder, der die Anfänge setzt; der starke Löwe des Sommers und der zielstrebige Schütze im Winter. Im Element *Erde* finden wir den kraftvollen Stier mit der Fülle des blühenden und grünenden Frühjahrs, die Jungfrau mit ihrer klaren Kraft in der Zeit der Ernte und den starken Steinbock, wenn alles karg und klar ist. Die *Luft* sammelt den Zwilling mit seiner geistigen Beweglichkeit und Neugier, die ausgleichende, gerechte Waage mit ihrem ausgeprägten Schönheitssinn und den revolutionären, visionären Wassermann unter ihr weites Dach. Im *Wasser* tummeln sich (astrologisch) der sensible Krebs mit weichen und sanften Gefühlen, der Skorpion mit seinem tiefen Wahrheitssinn und großer Empfindungsfähigkeit und die Fische mit ihrem intuitiven Gespür. Diese Einteilung gilt so für die Nordhalbkugel, auf der Südhalbkugel gibt es bereits (oder auch wieder) ForscherInnen, die nach ihren anderen, dort passenden Traditionen Ausschau halten.

Wenn wir den Mond am Nachthimmel betrachten, können wir die durch ihn erzeugte Stimmung erahnen. Zahlreiche DichterInnen ließen sich vom Nachtgestirn inspirieren und schufen die schönsten Gedichte und Gesänge. In seiner Wechselhaftigkeit zeigt er uns ebenso auch unsere eigenen Stimmungswechsel auf. Laune leitet sich ja aus luna, dem lateinischen Wort für Mond, ab. Auffällig ist, daß der Mond in den kälteren Gegenden der Erde als männliches Substantiv auftaucht, in wärmeren Gefilden im weiblichen Geschlecht sich darstellt. Wichtig auch hier: Es braucht keine Dogmen und einengenden Zuordnungen – der Mond selber hat ja wohl kein Geschlecht!

In seinem astronomischen Lauf durchmißt der Mond Zyklen der Erdnähe und der Erdferne, steigt ab, steht manchmal tief am Himmel und steigt auf, steht dann höher am Himmel. Astrologisch läßt sich der Zodiak noch einteilen in *kardinale,* das heißt *initiierende* Zeichen, in *fixe* oder *feste,* die etwas bestehen lassen, und in die *veränderlichen* Zeichen, die wieder auflösen, damit der Zyklus von neuem beginnen kann. Folglich gibt es in jedem Element ein kardinales, ein fixes und ein veränderliches Zeichen. Im Feuer ist Widder das vorwärtsdrängende, Löwe das beständige und Schütze das verändernde Signum. Der Krebs (Wasser) läutet den Sommer ein, Skorpion bestätigt den Herbst, und während der Fischezeit im ausgehenden Winter spüren wir bereits die Veränderung zum Frühling hin. Zudem fällt ja der Fasching, also die Zeit, wo wir uns total verändern dürfen, in diesen Teil des Jahres. Bei den Erdzeichen ist es der Steinbock, der initiiert, während der Stier bewahrt und die Jungfrau verändert. Bei der Luft fängt die Waage etwas an, was der Wassermann festigen darf und der Zwilling wieder auflöst.

Nehmen wir die Jahreszeiten hier auf unserer nördlichen Hälfte der Erdkugel wahr, wird uns auch die Astrologie sonnenklar. Schließlich ist sie aus der Anschauung der gesamten uns umgebenden Natur, aus dem Betrachten des Universums entstanden. Betrachten im alten Sinne ist auch ein Innehalten, Sich-tragen-Lassen, etwas an uns herantragen lassen, so daß es sich uns erschließt. Betrachtung kann Meditation sein. Das Betrachten des Mondlaufs, die Wahrnehmung der Veränderungen befreit vom Festhalten an verkrusteten Vorstellungen. Nichts bleibt, wie es war. Gleichwohl durchmessen wir stets aufs neue Bekanntes und Vertrautes.

Vielleicht entwickeln wir uns eher wie in einer Spiralform als linear und gehen somit auch nicht immer wieder vom selben Ausgangspunkt los. Wie interessant so ein Mondmonat doch sein kann!

Die vorgestellten Übungen sollen zum eigenen Erkunden animieren. Freude an Bewegung und Ruhe will ich wecken, die lustvollen Momente einer Disziplin aufzeigen. Eine Disziplin, also ein regelmäßiges Üben und ein immer erneutes Sich-Einlassen, kann Halt geben und Struktur. Neben äußerer Geschmeidigkeit wächst innere Beweglichkeit; Gelassenheit und Kraft fördern sich gegenseitig.

Neugier kommt auf, was folgt als nächstes und wie kann ich damit umgehen. So führt die Innenschau des Yoga nach außen zu einer besseren Wahrnehmung unserer Umgebung, der Menschen und ihrer Bedürfnisse um uns herum. Dann beschränkt sich Liebe nicht mehr nur auf Geben und Nehmen und ein Auswählen derer, die daran teilhaben dürfen, sondern man wird fähig, in das Feld der Liebe zu treten und sie einfach wirken zu lassen, wie es bei den Acholi im Norden Ugandas heißt.

Das spielerisch leichte Herangehen an eine Disziplin – hier an das Yoga – in Verbindung mit Astrologie läßt uns ausprobieren: Welche Möglichkeiten liegen noch in den 29 Tagen des Mondumlaufs um die Erde? Zwei bis drei Tage bleibt er in jedem der zwölf Tierkreiszeichen – so wird es uns nicht langweilig werden. Analog zu unserem Anfangsbild vom Haus gibt es auch in der Astrologie verschiedene Häuser, zwölf an der Zahl, die unterschiedliche Lebensbereiche repräsentieren. Man könnte sie auch als die verschiedenen Räume eines Hauses sehen, die verschiedene Lebensaufgaben symbolisieren.

Betreten wir ein Haus beim Eingang und nehmen den ersten Eindruck im Flur, in der Eingangshalle, dem Treppenhaus oder wo auch immer wahr, so haben wir hier ein Bild für den Aszendenten, das erste Haus einer Horoskopzeichnung. Hier sehen wir auch, wie Dinge begonnen werden. Im zweiten Haus betreten wir gewissermaßen die gute Stube: Was wurde alles gesammelt, welche Besitztümer sind da, wie wird mit Eigentum umgegangen? Das dritte Haus können wir vielleicht mit dem Salon alter Tage vergleichen – hier finden die Gespräche statt, wird kommuniziert, die Unterhaltung gepflegt. Betreten wir das vierte Haus, gelangen wir zur Küche. Dort geht es meist traditionell zu, denn fast immer schätzt man als Nahrung das, was man von Kindheit an kennt. Herkunft und Familie werden in der Astrologie diesem Bereich zugeordnet. Womit können wir das fünfte Haus vergleichen? Die AstrologInnen siedeln hier Kreativität, Kinder, Eros, Erholung, Spiele, Spaß, Sexualität an. Sagen wir mal, es ist ein Kinder- oder Spielzimmer. Das sechste Haus ist eindeutig ein Arbeitsraum. Wie haben wir uns da eingerichtet? Geht es uns gut damit? Sind wir gesund? Im siebten Haus – sollen wir es dem Schlafzimmer zuordnen – begegnen wir dem Du, lassen uns herausfordern und formen. Im achten Haus finden Tod und Wiedergeburt statt, Transformation. Könnte es der Keller sein, wo wir in die Tiefe gehen müssen? Im neunten Haus – der Studierstube oder der Bibliothek (und vielleicht ist es auch der Dachboden, wo wir schmökern) – wird das Wissen aller Kulturen miteinander verglichen, finden innere

Reisen statt, und äußere werden vorbereitet. Im zehnten Haus treten wir an die Öffentlichkeit, gehen hinaus auf die Terrasse oder den Balkon und zeigen uns mit unserem Wirken. Im elften Haus vergnügen wir uns mit unseren FreundInnen im Garten, während wir uns im zwölften Haus zurückziehen – vielleicht gibt es eine kleine Kapelle, eine stille Stube, einen privaten Altar. Wir können es auch dem Estrich zuschreiben, von wo aus wir den Überblick über das Ganze haben.

So beschreiten wir unsere Reise durch das Leben mit all seinen Facetten, halten uns mal da oder dort länger auf, sollten aber darauf achten, daß alles zum Tragen kommt beziehungsweise daß wir das ganze Haus gut bewohnen und pflegen. Schon in der Bibel werden wir darauf hingewiesen, daß wir unsere Talente nicht vergraben, sondern mehren sollen. Das eigene Selbst zu leben erfordert Mut – und ist doch allemal lohnend.

Mögen die verschiedenen Yogaräume und Mondstationen anregen und inspirieren.

Zum Gebrauch des Buchs

Den Sternzeichen habe ich zur einleitenden Einstimmung ein dreizeiliges Gedicht nach Art japanischer Haiku vorangestellt, während bei den Häusern beziehungsweise Räumen manchmal Verse den Abschluß bilden. Die japanische Gedichtform Haiku versucht in drei Zeilen zu fünf, sieben und fünf Silben Stimmungen einzufangen und läßt zugleich vieles offen. Die eigene Phantasie soll angeregt werden, weiterzugehen, ihren Bildern oder Gefühlen Ausdruck zu geben. Diese knappen Gedichte fassen gewissermaßen verdichtet noch einmal zusammen, was bei diesem Zeichen wesentlich ist.

Bei der Darstellung der Häuser, die ich ja in meinem Bild eher mit Zimmern vergleiche, ging es mir mehr darum, durch Fragen anzuregen, um Neues über sich selbst herauszufinden. Unseren eigenen Weg finden wir dann am besten, wenn wir selber nachsinnen, nicht wenn uns jemand etwas vorkaut. Immer wieder sollten wir kritisch hinterfragen, was uns vorgesetzt wird, und es an unseren eigenen Erfahrungen überprüfen. Darin liegen die Chancen der Reifung.

Die Übungen aus dem Yoga (*asana* heißen sie im altindischen Sanskrit) habe ich zumeist mit ihren deutschen gleichnishaften Namen vorgestellt, um tiefer in den Symbolgehalt der Stellung zu gelangen. Mit diesen Haltungen und Stellungen können wir auf körperlicher Ebene Erfahrungen sammeln, Antworten erlangen, die nächsten Schritte wirklich erspüren.

Entspannungen sind meist liegende Positionen, die ein Ausruhen und Sich-Anvertrauen der Schwerkraft der Erde ermöglichen sollen. Dabei geht es darum, auch diesen Pol, der in unserer geschäftigen Gesellschaft oft zu kurz kommt, voll Vergnügen auszukosten. So wie wir die Anstrengung in den Asana brauchen und uns auch durchaus mit unserer ganzen Kraft in eine Position hineinbegeben sollten, ebensosehr benötigen wir Zeiten der Ruhe und Regeneration, Phasen des Loslassens und Lösens. Damit tragen wir zu unserer Gesundheit, unserem Wohlbefinden bei. Krankmachend sind die halben Zustände, das Weder-Noch.

Oft erlebe ich in Kursen, daß die Menschen sich bei den Übungen schonen und beim Entspannen immer noch verkrampfen. Sie genießen weder das eine noch das andere, fordern sich nicht mit ihrer Kraft und erlauben sich keine Erholung. Genau darum aber geht es: herzhaft das jeweils Anstehende zu tun, die eigenen Stärken in den Haltungen und Stellungen auszuloten, die köstlichen Entspannungen als freies Auftanken zu feiern.

Bei den Meditationen geht es um Empfehlungen, die zu dem Zustand dieser inneren Ruhe und Stille hinleiten – Meditation selber läßt sich nicht herstellen; sie geschieht, strömt uns wie eine Gnade zu. Doch können wir mit Hilfe bestimmter Haltungen für dieses Geheimnis empfänglicher werden.

Der Autor des «Kleinen Prinzen», Antoine de Saint-Exupéry, beschreibt Meditation so:

«Jeder Mensch meditiert.
Sollte er nicht mehr meditieren,
so ist er ausgelaugt, vergreist, tot,
selbst wenn seine ganze Biologie noch funktioniert.
Meditation macht erst den Menschen zum Menschen.
Was treibt uns dazu, zu meditieren?

Es gibt ein Problem,
ein einziges Problem auf der ganzen Welt:
den Menschen eine geistige Sinndeutung
ihres Daseins,
eine Art geistiger Unruhe und Sehnsucht wiederzugeben.
Man kann nicht auf die Dauer
von Kühlschränken, Politik, Finanzen
und Kreuzworträtseln leben –
man kann es einfach nicht.»
(zit. in: Publik-Forum. Meditation, Oberursel 1996, S. 12)

Tatsächlich lassen sich die Übungen nach der Stellung des Mondes am Himmel oder im eigenen Horoskop auswählen. So wird man also einmal in den Himmel schauen, um herauszufinden, wo der Mond gerade herumspaziert, und ein andermal schaut man in das Horoskop, um zu wissen, wo der Mond bei der Geburt stand. Auch von dieser Position ausgehend läßt sich ein eigenes «lunares» Programm kreieren. Dem Spieltrieb sind keine Grenzen gesetzt, steht doch der Mond astrologisch nicht nur für Gefühle, sondern auch für das innere Kind. Lassen wir also der reichen Fantasie freien Lauf.

Zugleich läßt sich dieses Buch wie ein Fragespiel nutzen. Ähnlich wie beim Tarot oder I-Ging können wir mit einer Frage an Mondyoga herantreten und eine Übung aufschlagen, sie einnehmen und in sie hineinlauschen. Mit ziemlicher Sicherheit taucht aus unserem Inneren die passende Antwort auf, oder wir können in den Texten nachlesen, die zum eigenen Erkunden (und Erstaunen) anregen sollen.

Was noch wichtig ist

Für alle Übungen gilt natürlich, daß sie ganz nach dem eigenen Können und Gesundheitsstand sowie nach der jeweiligen Befindlichkeit gestaltet werden. Wenn wir etwas Gesundes ohne innere Anteilnahme und Freude tun, wird es kaum seine heilsamen Wirkungen entfalten. Also gut hineinspüren, ob diese Übung jetzt so dran ist und ob sie wirklich Spaß macht. Ein inneres feines und freies Lächeln sollte – wenn schon nicht all unser Tun, so doch wenigstens die Übungen begleiten.

Grundsätzlich wird stets durch die Nase ein- und auch ausgeatmet.

Dies ist zum einen physiologisch von der Natur so vorgesehen – schließlich ist die Nase mit Flimmerhärchen ausgestattet, und sie befeuchtet und erwärmt die Atemluft. Zum andern wird dadurch bei jedem Atemzug die Hypophyse, die Hirnanhangdrüse, die unseren gesamten Hormonhaushalt steuert, sanft stimuliert. Obendrein geht die einströmende Atemluft nur zu einem Teil in die Lungen, ein wenn auch kleinerer Teil steigt durch das Siebbein zum Gehirn und kann von dort das Rückenmark hinunterströmen – also unser Nervensystem sehr direkt nähren und stärken. Und schließlich geht es im Yoga auch immer wieder um das Arbeiten mit Energien, wir lernen Energien zu lenken. Und das geschieht unter anderem auch mit einem tiefen und zugleich feinen Atemstrom durch die Nase.

Die Dauer der Übungen, Entspannungen und Meditationen

richtet sich ebenfalls nach dem eigenen Wohlbefinden. Wer sonst kann entscheiden, wieviel gerade guttut? Schließlich leben wir seit Anbeginn in unserem Körper, sind eine wunderbare Einheit von Körper, Geist und Seele und folglich auch die kompetenteste Person beim Beurteilen dessen, was für uns richtig ist. Yoga eignet sich hervorragend zum Einüben dieser Fähigkeit – der Stimme der Intuition zu vertrauen. Eine solche Selbstschulung, die uns zwischen den Grenzen von strenger Disziplin einerseits und Laisser-faire andererseits das rechte Maß finden läßt, kann sogar ein recht lustvolles Unterfangen sein. Wir werden stets aufs neue abwägen müssen, was just jetzt stimmig ist, der inneren Stimme und Stimmung Genüge tut. Denn Harmonie und Gleichgewicht sind beileibe nichts Starres, sondern immer in entzückender Bewegung.

Wer für den Anfang eine Orientierung sucht, kann sich vielleicht ca. 20 Minuten täglicher Übungszeit vornehmen. Diese Zeitspanne läßt sich noch relativ leicht in fast jeden Alltag hineinfügen und zeitigt gleichwohl schon wunderbare Wirkungen. In ihrem Buch *Wie Yoga wirkt* verweist Eleanor Criswell, eine US-amerikanische Hochschuldozentin für Yoga-Psychologie an der Sonoma State University in Kalifornien, auf Untersuchungen, die belegen, wie das Einnehmen von Yogahaltungen, das Üben und Verweilen in verschiedenen Positionen bereits nach zwanzig Minuten sowohl das Gehirn wie auch das Nervensystem beruhigen, wir also mit unserer Geist-Körper-Seele-Einheit einem zufriedenen Zustand zustreben. Die Atmung wird langsamer und länger, tiefer und feiner. Das Herz schlägt in seinem eigenen wohltuenden Rhythmus.

Im Nervensystem geschieht eine Umschaltung von Sympathikus (Erregung/Aufregung) zu Parasympathikus (Entspannung). Ebenso verändern sich die Gehirnwellen derart, daß mehr Alphawellen, die auf meditative Zustände hinweisen, registriert werden.

Verstärkt werden diese gesundheitsstärkenden Wirkungen noch durch eine gewisse Regelmäßigkeit. Durch möglichst tägliches Üben wird die Vielfalt unserer Möglichkeiten erweitert; wir bleiben also nicht nur körperlich beweglich, sondern auch geistig und werden auch in unseren seelischen Reaktionen freier. Und noch etwas: Schaffen wir uns einen Platz, an dem wir immer wieder üben, dann stärken wir die gute Gewohnheit der täglichen Disziplin, und es fällt uns von Tag zu Tag leichter, das Programm aufzunehmen; denn auch Orte haben und übertragen Energien.

Sie können Ihr eigenes Übungsprogramm dann vielleicht so gestalten, daß Sie mit einer kleinen Entspannung anfangen, eine Übung auswählen (oder mehrere), am Schluß wieder kurz entspannen und nachspüren. Sofern Sie mehr als zwanzig Minuten zur Verfügung haben, hängen Sie noch eine Meditation an, deren Wirkungen auch wiederum nach zwanzig bis dreißig Minuten am stärksten sind. Aber schon ein kleiner Moment des Innehaltens tut gut. Es ist eh besser, sich wenigstens zwanzig Minuten vorzunehmen, die sich dann auch gut einplanen lassen, als sich eine Stunde mit Gewalt zusammenzuknapsen.

Und um welche Tageszeit soll nun geübt werden? Als Tagesbeginn setzt Yoga immer wieder einen guten Start, es erfrischt, belebt und bündelt die Konzentration, so daß der Tageslauf von einer inneren Sammlung begleitet wird und Zerstreuungen ihre Anziehungskraft verlieren. Doch jede Tageszeit, die dem persönlichen Wohlbefinden entspricht, ist in Ordnung. Nur nach dem Essen sollten alle Verdauungsorgane in Ruhe ihre Arbeit verrichten können – also erst zwei bis drei Stunden danach Yoga üben.

Auch wenn bei den Übungen Hinweise auf Wirkungen gegeben werden, so ist doch die eigene Erfahrung, die ein jeder Mensch mit Yoga macht, das wichtigste. Die Hinweise verstehen sich als Anregungen und wollen das Augenmerk lenken, sollen aber keineswegs als Dogmen begriffen werden. Schon gar nicht geht es mir um Rezepte für dies oder gegen jenes – solche Symptomkuriererei liegt mir fern. Denn die Übungen sind Teil eines ganzheitlichen Systems, das umfassend die Einheit von Körper, Geist und Seele sowie die Einbindung in kosmisches Geschehen anstrebt.

Die Geheimnisse des Monds

Von Neumond zu Vollmond und zurück zum Ursprung

Selbst nachdem Menschen auf dem Mond gelandet sind, bleibt Frau Luna, unser nächster Erdtrabant, geheimnisvoll. Die Macht mit ihrer unterschiedlichen Dunkelheit, ihren Abstufungen von Licht und der fahlen Helligkeit durch Mond und Sterne fasziniert – trotz städtischer Straßenbeleuchtung. Und wenn wir noch so viel über den Mond lesen, seien es astronomische Daten, astrologische Erklärungen, esoterische Erläuterungen oder physikalische Zusammensetzungen – wissen wir dann wirklich mehr? Oder sind es nicht doch die poetischen Annäherungen der Dichter und Dichterinnen, die uns etwas erahnen lassen vom hellsten Nachtgestirn? Wie beispielsweise die Zeilen des deutschen Dichters der Romantik, Ludwig Tieck (1773–1853):

Mondbeglänzte Zaubernacht,
Die den Sinn gefangen hält,
Wundervolle Märchenwelt,
Steig auf in der alten Pracht.

(Prolog zu: Kaiser Oktavianus,
Ein Lustspiel in zwei Theilen.
Jena 1804)

In diesem Buch wollen wir die Schwingungen oder Strahlen des Mondes leibhaftig erfassen, indem wir mit Hilfe von Yogaübungen, Haltungen, Entspannungen und Meditationen einen stärkeren Sinn für die Umdrehungen des Mondes um die Erde und der beiden um die Sonne erhaschen. Denn vielleicht haben wir diesen wundervollen Körper empfangen, weil wir damit unser Bewußtsein erweitern können? In der *Rigveda,* einer der ältesten Schriften Indiens (ihr Alter wird manchen Überlieferungen zufolge auf ca. 8000 Jahre geschätzt), finden wir folgende Verse:

> *Mögen all unsere Sinnesorgane, Träger des menschlichen Lebens, Schenkende reicher Belohnung in vollkommener Übereinstimmung mit dem inneren Selbst – der Seele – wirken. Mögen unsere geschwind sich bewegenden Sinne, Glücksbringer, mit Vollkommenheit wirken, so wie die Strahlen der Sonne uns freundlich das Licht des Tages bringen. Mögen all unsere Sinnesorgane frei sein von Verfall. Mögen sie voll werden von Erkenntnis und frei von Bosheit. Sie sind fähig, die Strahlen göttlichen Wissens zu empfangen und weiterzuschicken.*
> *Mögen alle davon gesättigt werden.* Rigveda I 3 25–27
>
> (aus: Gedichte der Rigveda, übersetzt von Jürgen Dünnebier, Reclam Verlag Stuttgart 1993)

Neumond

Und nun kann es mit dem neuen Mond losgehen – die Reise ins Mysterium beginnt.

> Neumond-Geheimnis
> Alles ist möglich, gelingt
> dank ruhigem Sein

Bei Neumond vermählen sich Sonne und Mond, und in diesem Verschmelzen spielt es keine Rolle mehr, wer weiblich, wer männlich ist. Ob es wie in den Sprachen kalter Länder *der* Mond ist und *die* Sonne oder wie in Sprachen heißer Länder *la lune* und *le soleil.* Beide Himmelslichter stehen im gleichen Sternbild, gehen also gleichzeitig auf und unter, sind von uns, von der Erde aus betrachtet, eins. Welche Chancen, welche Möglichkeiten liegen darin …

Kein Mond am Nachthimmel, nur die Sterne leuchten. Tiefe Ruhe kann entstehen, Altes abgeschlossen werden. Angefangenes gehört vollendet. Hingabe an die Leere wirkt lehrreich. In Indien, wo Sonne und Mond als die Augen des Himmels bezeichnet werden, sagt man: Der Blick ist nun ganz auf einen Punkt gerichtet, und eine solche Konzentration wird im Yoga ja angestrebt. Mit allen Sinnen fasten, empfiehlt man im Yoga, um die inneren Sinneswahrnehmungen zu schulen. Also, nicht nur nichts essen (ganz Strenge trinken dann sogar nicht einmal Wasser), sondern auch das Reden meiden. Wirkliche Stille einkehren lassen. Schweigend wahrnehmen, was ist. Die Stille empfangen, die eine Neumondnacht, ein Neumondtag gewähren kann. Offen die Welt betrachten, weiten Herzens den Menschen begegnen, sich innerer Weisheit intuitiv zuwenden.

In dieser Zeit entfalten sich stille, leise Kräfte. Unsichtbares blüht, Energien sind gebündelt, und der Klang des Universums wird hörbar. Schnickschnack und Firlefanz fallen ab, Wesentliches wird sichtbar. Welche Erleichterung, frei zu werden, endlich fällt Loslassen leicht, kehrt Ruhe ein, und Entspannung trägt jetzt die reifsten Früchte.

In dieser Zeit ist die reine Leere, die pure Klarheit am kraftvollsten und heilsamsten. Ein Neumondritual bedarf keiner Zutaten, verlangt lediglich dasein für das, was kommt. Ein stiller Nachtspaziergang, allein oder mit einem lieben und vertrauten Menschen, mit dem wir schweigend eine neue Form der Kommunikation erfahren, eröffnet die Dimension der Dunkelheit. Wir können einfach den Sternenhimmel genießen oder auch die Freude an der einhüllenden Wolkendecke kosten. Es gibt nichts zu tun, außer frei zu werden für neues und frisches Erleben. Ebenso heilsam kann auch eine ruhige Meditation daheim sein, wo wir uns vielleicht das Thema Leere stellen. Eine solche Freiheit kann ungewohnt sein – doch die Erfahrung lohnt.

Neumondgeborene – so sagen alte Weisheiten aus keltischer Zeit – verstehen die Sprache der Tiere, und jedesmal an Neumond können auch alle anderen Menschen sich in das Verstehen der Natur einüben.

Die Verbindung der beiden Lichter am Himmel ermöglicht es uns, neue Ebenen der Wahrnehmung zu erkunden. Energiebahnen werden durchlässiger, neue Wege tun sich auf. Was zuvor unmöglich erschien, kann nun in neuem Licht gesehen werden, und so zeigen sich andere Potentiale. Innere Weisheit wächst.

Übung
Mond in Seitenlage

Zunächst in eine entspannte Seitenlage legen, ein paar Atemzüge hinspüren und diese Position erkunden. Dann die angestrebte Position des Mondes in der Seitenlage visualisieren und sich mit dem inneren Bild ganz gerade auf einer Seite hinlegen. Die Beine sind gestreckt, der Rumpf ist lang, der untenliegende Arm wird lang auf dem Boden nach oben ausgestreckt, der Kopf ruht auf dem Oberarm. Die freie Hand des anderen Arms stützt vor dem Brustkorb auf. Beide Beine heben, wobei Füße und Beine möglichst beisammenbleiben; gleichzeitig den Kopf mitsamt dem langgestreckten Arm heben, ein paar Atemzüge die Stellung wahrnehmen. Dann auch noch den andern Arm nach oben zum Himmel heben – wie um auf den Polarstern zu weisen, und in dieser Haltung wieder ein paar Atemzüge verweilen. Schließlich den oberen Arm über den Kopf legen, so daß beide Arme gestreckt sind und die Hände sich berühren. Tief atmen und die kraftvolle Dehnung im ganzen Körper spüren. Langsam mit mehreren Atemzügen wieder aus der Stellung kommen, zunächst kurz in der Seitenlage entspannen und den Atem beruhigen,

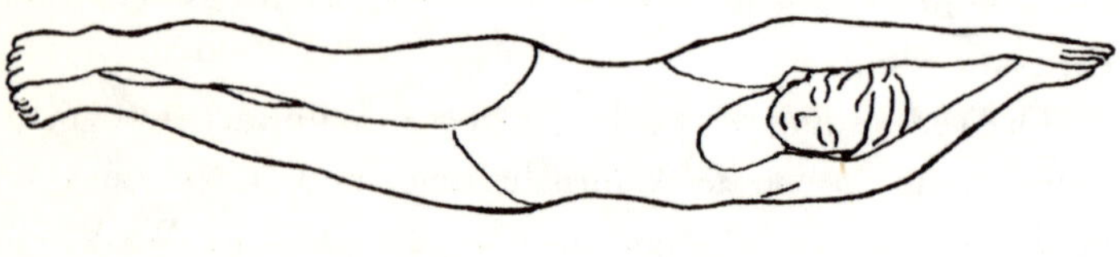

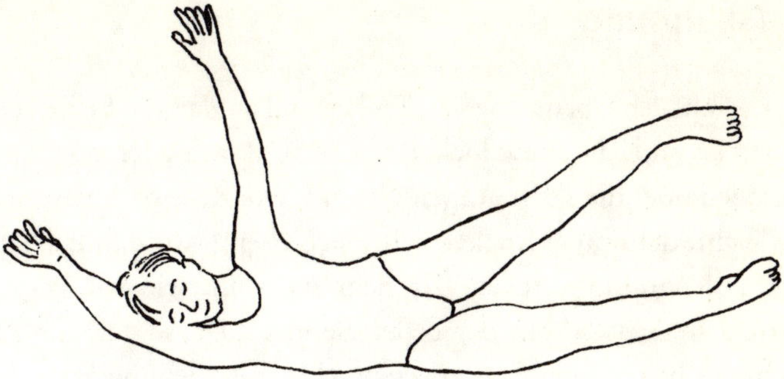

dann die andere Seite auf die gleiche Art üben. Abschließend wieder kurz entspannen, die Qualität der Übung mit wachen Sinnen in ihren Wirkungen erfassen.

Variation

In der Polarsternhaltung werden die Beine geöffnet, und zwar so, daß die Zehen zueinander zeigen und somit eine ganz besonders tiefe Dehnung auch im Becken entsteht.

Wirkungen: Straffung des Körpers, Stärkung der Willenskraft, Vertiefung des Atems, Schärfung der inneren Sinne, Konzentration, Anregung der Sexualorgane, Wecken der Lebenskraft, Entdeckung des Gleichgewichts. Sie ist auch für Schwangere geeignet. Beim Üben darauf achten, nicht in ein Hohlkreuz zu rutschen, sondern mit der Kraft des ganzen Rumpfs zu arbeiten, auch Bauch- und Beckenmuskeln nutzen.

Entspannung

Wir wählen eine bequeme Rückenlage, sei es, daß die Beine ausgestreckt sind, die Füße locker 30 bis 50 Zentimeter auseinanderfallen oder die Füße aufgestellt sind. Die Knie berühren sich vielleicht, der untere Rücken sollte sich ebenso wohl fühlen wie alle anderen Körperteile. Wir nehmen wahr, wie wir liegen, spüren die Schwerkraft der Erde, die uns trägt, so daß wir gar nichts zu halten brauchen, uns einfach der Anziehungskraft der Erde hingeben können. Wir spüren, wo unser Körper Kontakt mit dem Boden hat und wo nicht und wie sich der Unterschied anfühlt. Wir nehmen den Atem als sanfte und großzügige Wellenbewegung wahr: im Einatmen hebt sich der Bauch leicht, und er senkt sich beim Ausatmen wieder. Wir freuen uns an unserem eigenen tiefen und langen Atemgeschehen, spüren darin die Verbindung zur Luft. Das Blut zirkuliert mühelos durch die

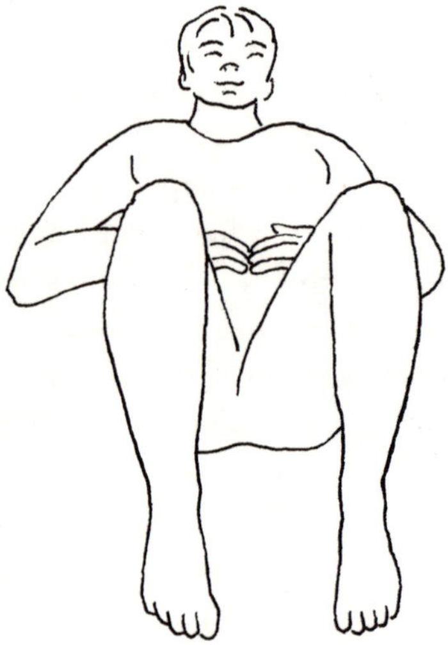

Adern, wir spüren die verschiedenen Flüssigkeiten im Körper, das Element Wasser. Und wir ahnen etwas von der Energie, die uns belebt, erfassen sie mit der Intuition – dem Feuerelement. Wir genießen die Entspannung, ruhen in uns selbst, im wahren Selbst.

Meditation

Eine gute Sitzhaltung einnehmen: Der Rücken sollte mit allen Muskeln aus Bauch und Becken (Psoas und Beckenboden nicht vergessen) und mit den kleinen, die einzelnen Wirbel verbindenden Muskeln (Spinalmuskeln) aufgerichtet werden. Hilfreich kann es sein, sich die innere Muskulatur vorzustellen: den Psoas, der vom Rücken, von der Wirbelsäule ausgehend zu den Hüftknochen hin gespannt ist, und die verschiedenen Schichten des Beckenbodens, die sich in der Tiefe des Beckens zwischen den Sitzhöckern und dem sogenannten Schambein aufspannen. Der Atem kann dann tief und langsam bis zum Becken hinab spürbar werden. Die Augen schließen, den Atem wahrnehmen, wie er kommt und geht, den Wellen des Meeres gleich, die sich aufbauen, zusammenfallen und sich wieder aufbauen. Ähnlich kommt und geht der Atem im ureigenen Rhythmus. Tauchen Gedanken auf, lassen wir sie wie Wolken dahinziehen, wenden uns immer wieder dem Atem zu und nehmen einfach nur wahr, was ist. Wir tauchen ein in die Stille des Seins und entdecken seine ganze Fülle.

Erste Mondsichel – der Mond nimmt zu

Erste Mondsichel
kündet Neues an: offen
verheißt sie das Glück

Zwei Tage nach Neumond (in der Schweiz heißt es Leermond) zeigt sich die Mondsichel erstmals wieder zart am frühen Nachthimmel. In vielen Kulturen währt die Neumondzeit drei Nächte, sie beginnt einen Tag vorher und endet einen Tag nach dem tatsächlichen Neumond, denn in diesen Nächten bleibt der Himmel mondlos. Bei manchen Völkern und in einigen Religionen kündet die erste Mondsichel vom Beginn eines neuen Zyklus, jeder Monat wird realiter nach dem Mondumlauf berechnet. Aus diesem Grund fällt der Ramadan, der islamische Fastenmonat, nach unserem Kalender jedes Jahr in eine andere Jahreszeit.

Mit dem Zunehmen des Monds werden vielleicht neue Kräfte spürbar, und wir entdecken, daß jedem Vorhaben eine innere Reifezeit vorausgehen muß. Die Gedanken können in ihren spezifischen Formen wahrgenommen werden, wenn wir uns bewußt auf die kosmischen Zusammenhänge einstimmen. Möglicherweise begreifen wir dann auch erstmals, wie sehr wir in die Rhythmen des Universums eingebettet sind.

Beim ersten Auftauchen der neuen Mondsichel werden gute Anfänge gefördert. Womit wollen wir neu beginnen? Welches Projekt wollen wir auf den Weg bringen? Wohin möchten wir unsere Energien schicken? Welchen Weg schlagen wir ein? Was will nun angepackt werden? Die erste Mondsichel verheißt Glück – was verstehen wir darunter? Gewährt die Fee uns einen Wunsch, sollten wir recht achtsam diesen Wunsch auswählen. Die erste Mondsichel vermittelt uns die Rotation der Erde. Wir können je nach Jahreszeit die unterschiedlichen Bögen des Mondes am Himmel ausmachen und dabei die Bewegung der Erde nachempfinden. Vielleicht kommt uns spontan ein Tanz in den Sinn, eine Bewegung, die sich aus unserem Inneren formt und Gestalt annimmt. Der Tanz der Körperzellen drückt sich in äußerer Bewegung aus – authentisch von innen heraus. Liegt darin ein Glück?!

Übung
Halbmond aus der Bauchlage

In der Bauchlage Füße und Beine zusammenschließen, die Hände und Arme sind weit nach vorn über den Kopf gestreckt, der Kopf bleibt zwischen den Oberarmen in einer Linie mit der Wirbelsäule.

Mit der Einatmung Beine und Arme sowie den Kopf heben, mit der Ausatmung senken – das aktiviert.

Mit der Ausatmung Beine und Arme samt Kopf heben und beim Einatmen senken – beruhigt.

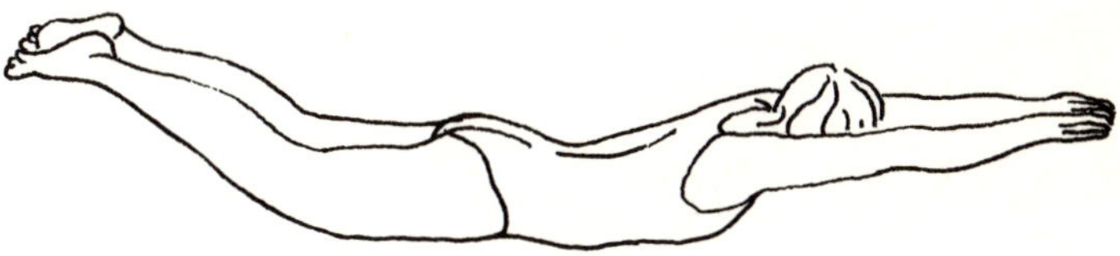

In der Stellung verweilen wir und lassen den Atem ruhig fließen, das kräftigt und strafft die Muskulatur. Diese Position verbessert den Kreislauf, die Durchblutung und aktiviert die Reinigung über Nieren und Blase.

Auch die Bauchorgane, die Verdauung werden angeregt, der Beckenboden wird gestärkt. Eine gute Übung, um den Willen und Mut zu feiern.

Entspannung

Die Bauchlage einnehmen. Um den Kreislauf der Energie zu schließen, berühren sich die Zehen, und die Fersen fallen auseinander. Die Hände liegen übereinander, so daß wir die Stirn oder die Wange auf ein Kissen plazieren können. Spüren wir, wie der Atem den Bauch Richtung Boden drückt, vertiefen wir uns in diese Bewegung und nehmen dabei uns selbst wie auch die Erde wahr.

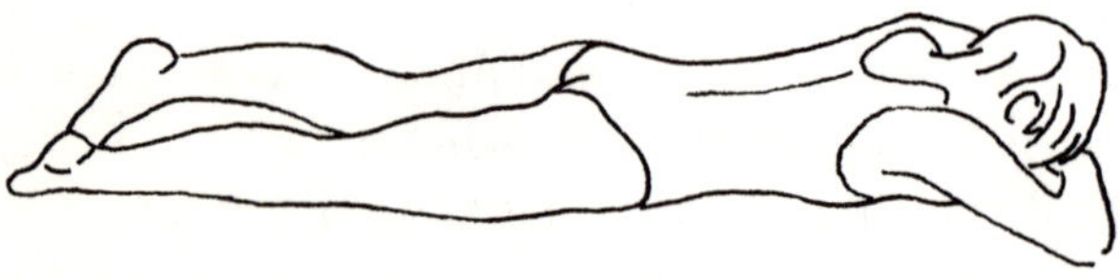

Meditation

Im Fersensitz ruhig sitzen, die Hände wie Schalen ineinander in den Schoß legen, mit geschlossenen Augen den Blick nach innen auf das dritte Auge, den Punkt zwischen den Augenbrauen, lenken. Sich sammeln, der inneren Achtsamkeit hingeben, der Atem kommt und geht, frei und leicht. Ca. 20 Minuten verweilen.

Vollmond

Vollmond die Fülle
prall rund strahlend weißes Licht
Nachthimmelsgeschenk

Der Reiz des Vollmonds ist fast allen Menschen bekannt, und wenn es auch widersprüchliche statistische Auswertungen über das Ansteigen von Geburten und Todesfällen oder Unfällen während dieser Zeit gibt, so wurde wohl immer von allen Kulturen diesem hellen Licht am Nachthimmel große Faszination nachgesagt. In Indien gelten Sonne und Mond als die beiden Augen des Himmels. Denn von unserer Erde aus gesehen, sind sie ja auch in etwa gleich groß. Das eine Auge leuchtet tags, das andere erhellt die Nacht. Das eine Himmelslicht drückt Stabilität aus, kehrt jeden Morgen am etwa gleichen Ort zurück und verläßt uns wieder im Westen. Der Mond hingegen weist uns auf Wandel und Bewegung hin, auf Veränderung, auf Rhythmen und Zyklen in schnellerer Zeitfolge. Beides ist wichtig. Bewertungen, die von patriarchalen Machtvorstellungen darüber gestülpt wurden, können wir getrost vergessen. Mond und Wandel sind genauso wertvoll wie Sonne und Stabilität. Wir brauchen beides zum Leben.

Frauen wie Männer tragen all diese Qualitäten in sich und können sie verwirklichen, wenn Konventionen es ihnen nicht verwehren – doch selbst dann können wir uns heutzutage gegen nicht mehr Stimmiges wenden und neue, freiere Zuordnungen und Werte kreieren. Verwirklichen beide Geschlechter ihr gesamtes Potential, können sie sich in ihrer ganzen Kraft und Weichheit begegnen. Dann sind beide ganz (heil) und brauchen nicht bedürftig nach Ergänzung suchen, sondern können sich in der Fülle befruchten, ihre schöpferischen Fähigkeiten der Welt schenken. Möge die Vision Wirklichkeit werden…

Der Vollmond ist eine kraftvolle und zugleich spannungsgeladene Zeit, befinden wir Erdenkinder uns doch genau zwischen den beiden Himmelskörpern. Ob wegen dieser Spannung oder wegen der großen Helligkeit manche Menschen zu Vollmond keinen oder wenig Schlaf finden oder brauchen? Vollmondenergie macht kreativ, wird in Künstlerkreisen behauptet. Zumindest ist es eine Energie, die auch bei vielen alten Heilritualen, wie dem Vertreiben von Warzen, genutzt wird.

Die Kraft des Vollmonds weist auf Fülle wie auch auf Vollendung hin. Was immer abgeschlossen werden kann, sollten wir zu einem guten Ende führen, damit für die nachfolgende Zeit des abnehmenden Monds genug Platz und Ruhe für Neues bleibt. Vollmondnächte haben fast einen fordernden Charakter, diese Energie auch wirklich zu nutzen.

Übung
Mondaufgang und -untergang

Auf den Boden knien. Wenn die Knie schmerzen, entweder eine Decke unterlegen oder die Übung ganz lassen. Dies gilt grundsätzlich für alle Yogaübungen: Sie dürfen nicht schmerzen, schon gar nicht in den Gelenken, besonders das Kniegelenk ist hochempfindlich. Yogaübungen dürfen uns an unsere Grenzen führen, das heißt, Muskeln können ziehen, das Dehnungsgefühl kann recht stark sein, oder es fühlt sich neu und eigenartig an, wenn wir eine Übung machen. Das ist in Ordnung, denn oft fangen wir in einer Yogaübung an, bestimmte Muskeln erstmals wieder zu bewegen oder neu zu bewegen, und dann dürfen auch fremde Körpergefühle auftauchen. Nicht aber an den Gelenken, diese sollen auf jeden Fall achtsam und vorsichtig behandelt werden. Also diese Übung nur machen, wenn die Knie sich dabei gut anfühlen. Sonst lieber den stehenden Mond erproben.

Aus dem Kniestand heraus ein Bein weit nach hinten schieben, das andere anwinkeln, den Fuß auf den Boden stellen, so daß das Knie über den Knöchel kommt, der Unterschenkel steht also senkrecht zum Boden. Die Hände leicht neben den Fuß legen, der Rücken wird gut gestreckt, wir spüren eine gerade Linie die ganze Wirbelsäule entlang. Ein paar Atemzüge in der Stellung verweilen, alle Dehnungen gut wahrnehmen, sich daran erfreuen.

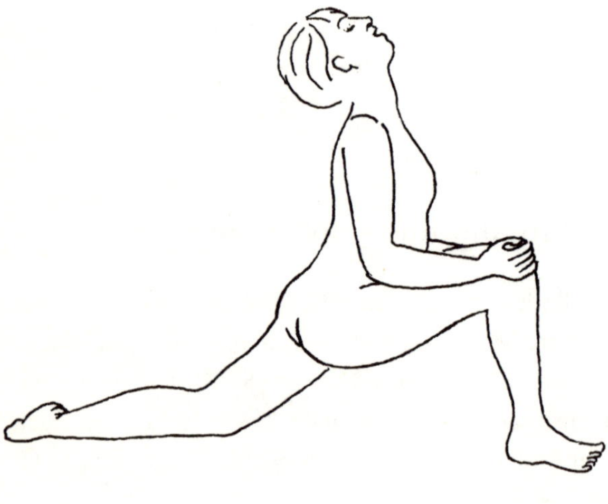

Im nächsten Schritt die Hände aufs Knie legen, den Rücken sanft nach hinten biegen, auch den Kopf nach hinten legen, den Brustkorb weiten und dehnen, das Herz öffnen, tief atmen. Die Hände locker auf dem Knie, damit die Schultern locker bleiben, diese werden nämlich weit nach hinten geschoben, so daß das Brustbein sich nach vorn reckt. Tief atmen, die Stellung erspüren.

Schließlich geht der Mond voll auf, die Arme werden hoch über den Kopf gehoben und nach hinten gestreckt, der gesamte Rücken biegt sich nach hinten. Dabei darauf achten, daß die

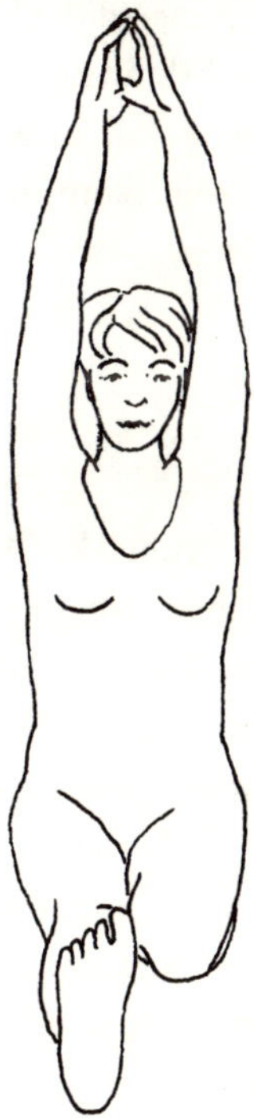

Wirbelsäule in dieser Biegung lang bleibt und keinesfalls als Hohlkreuz abgeknickt wird. Das Gewicht bleibt weiterhin im Becken. Kraftvoll atmen. Dann das Gewicht nach hinten verlagern (während es vorher ja wirklich in der Mitte war), damit man sich auf oder neben den Fuß setzen kann. Die Arme bleiben gestreckt, der Rücken lang. Einige Atemzüge verweilen, um schließlich mit dieser schönen langen Streckung im Ausatmen nach vorne zu gehen. Auch in dieser «Monduntergangsstellung» ein paar Atemzüge bleiben. Aus der Stellung herausgehen und dann ebenso behutsam mit der anderen Seite üben.

Die verschiedenen «Mondphasen» dehnen und stärken den ganzen Körper, sie lösen Spannungen im Rücken, Verkrampfungen im Becken und verbessern die Funktionen unseres Blutkreislaufs. Auch die Abwehrkräfte werden stimuliert, und die Atmung vertieft sich. Eine hervorragende Übung auch für Schwangere – bei diesen sieht dann die mittlere Position wirklich wie ein Vollmond aus.

Mond im Stehen

ist eine Variation aus dem Zyklus der Dreiecksstellungen *(Trikonasana)*. Zunächst eine gute Stellung mit parallel plazierten Füßen erspüren, dann mit leichtem Schwung in eine Grätsche gehen, diese Position erkunden. Einen Fuß nach außen drehen, den andern leicht nach innen, spüren. Beim nach außen gedrehten Fuß das Bein beugen, der Unterschenkel steht nun senkrecht zum Boden. Die Arme in Schulterhöhe ausbreiten. Aus der Taille heraus nach vorn in Richtung des angewinkelten Beins drehen. Nun die Arme über dem Kopf ausstrecken und sich weit nach hinten beugen. Den Kopf sanft in den Nacken legen.

Hinspüren, tief atmen. Nach einiger Zeit behutsam aus der Stellung herausgehen, kurz im klassischen Baumstand, manchmal auch Berg genannt, also der Ausgangsposition, nachspüren und dann wechseln. Die Wirkungen sind ähnlich wie im knieenden Mond.

Yogapositionen können unterschiedliche Namen haben, zum einen aus der Tradition, zum anderen auch je nach Schule oder je nach neuer Entwicklung einer Haltung. Sie können sich also auch selber einen Namen für Ihre Übung erfinden.

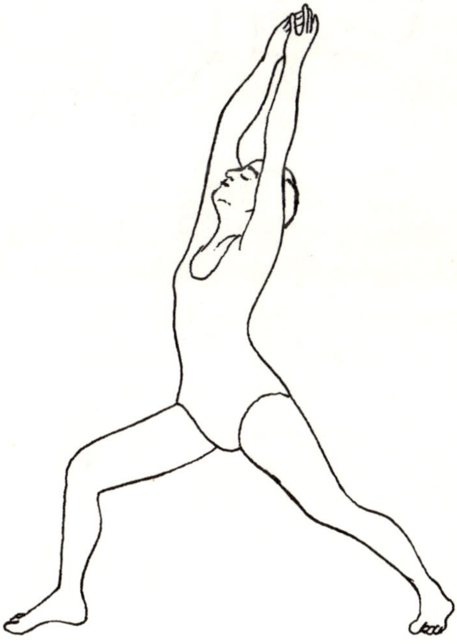

Entspannung

Auf dem Rücken liegend die Beine anwinkeln, sich selber umarmen, dabei die angewinkelten Beine bequem zur Brust heranziehen, sich rund und heil fühlen, spüren, wie der Atem gegen die Beine drückt, die Rundung des Rückens wahrnehmen, sich gut dehnen, der Kopf bleibt entspannt auf dem Boden liegen. Die Stellung auskosten und erkunden. Der Atem fließt frei auch gegen den leichten Widerstand oder Druck, der durch die angewinkelten Beine entsteht.

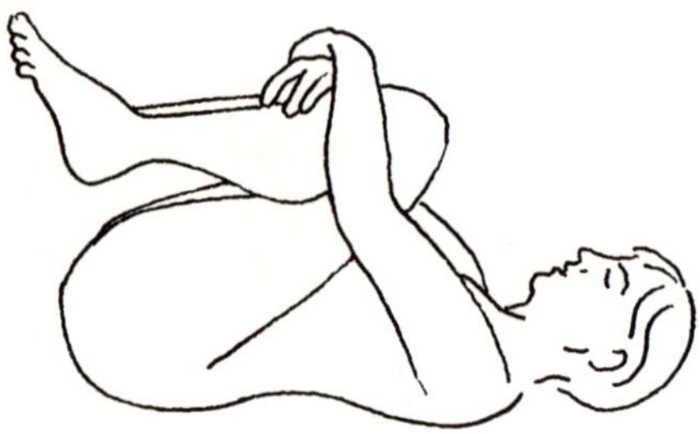

Meditation

Einen Nachtspaziergang machen und dabei über die Fülle sinnieren.

Zum Himmel hochschauen, den runden Gefährten der Erde begrüßen und sinnlich empfinden. Sinnieren ist etwas anderes als grübeln oder nachdenken. Sinnieren spricht alle Sinne an und führt uns zum Sinn. Vielleicht begreifen wir uns nicht rational, sondern mehr vom Gefühl, wobei sinnieren aber auch über die Emotionen hinausgeht.

Wer nicht nach draußen kann, setze sich an einen ruhigen Ort, nehme eine gute Sitzhaltung ein und lasse sich vielleicht vom Mondlicht bescheinen, um ebenso über die Sinne zu einem Sinn für Fülle und Vollendung zu gelangen.

Was habe ich vollendet? Was ist in diesem Monat zum Abschluß gekommen? Wo bin ich reich gesegnet? Wie kann ich meinen Dank am besten ausdrücken? Wie gehe ich mit der Fülle um? Wie erfahre ich mich, wenn etwas rund und ganz ist? Kann ich Fülle genießen?

Halbmond – der Mond nimmt ab

Halbmond am Morgen
läßt die Nacht dunkler scheinen
lockt uns nach innen

Der abnehmende Halbmond entzieht sich unseren Blicken, wenn wir am Abend zum Himmel schauen. Wir müßten früh aufstehen, um ihn am Firmament zu sehen. Ein anderes Nachtgefühl entsteht. Wenn wir uns wieder mehr mit den himmlischen Kräften verbinden, wird uns so manches unserer Gefühle deutlicher, bewußter. Die dunklere Nacht zieht uns mehr zu unserem Innenleben – wie erleben wir uns da? Gibt es Dinge, die zum Abschluß gebracht werden sollen? Nutzen wir die Zeit, zu klären, zu sortieren, zu entscheiden. Was mag ich loslassen? Was beende ich? Was begleitet mich weiter in den nächsten Mond? Monat? Werden wir geduldig mit uns selbst, nichts und niemand braucht uns zu drängen, wir können selbst entscheiden, wann etwas fertig ist, und wir bestimmen auch, ob und wann wir an die Öffentlichkeit gehen. In solchen Zeiten sind wir mehr mit inneren Gaben und Talenten beschäftigt. Welcher Bereich in uns braucht Zuwendung? Meditieren, stille Zeiten, Rückzug, Nachtspaziergang, Häuslichkeit können uns weiterhelfen. Machen wir das Beste draus.

Zum Aktiv-Sein gehört lebensnotwendig die andere Seite, das Passive, das Beschauliche. Auch das läßt sich genießen und gestalten. In dem Moment, wo wir bewußt in diese Stimmung hineingehen, wird sie zu unserem Schatz – ein Sammelbecken für die nächste tätige Phase, die mit Sicherheit kommt. Genießen wir die Ruhe, sammeln wir unsere Schätze, um sie dann wieder zu verteilen.

Übung Pachimotanasana

Diese Übung wird meist mit Kopf-Knie-Stellung oder Zange oder Muschel übersetzt. Vom Sanskrit her weist sie auf den Westen hin (den Rücken), den wir zum Firmament strecken.

Gerade und aufrecht hinsetzen, die Beine zunächst noch etwas lockern, dann eine gute Haltung einnehmen, die Sitzhöcker im Gesäß spüren, vielleicht ist es nötig, die Pomuskeln mit den Händen nach hinten wegzuziehen, damit wir gut auf den Sitzknochen

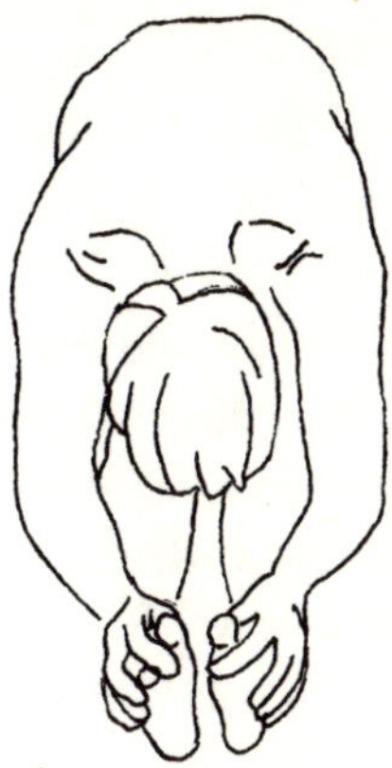

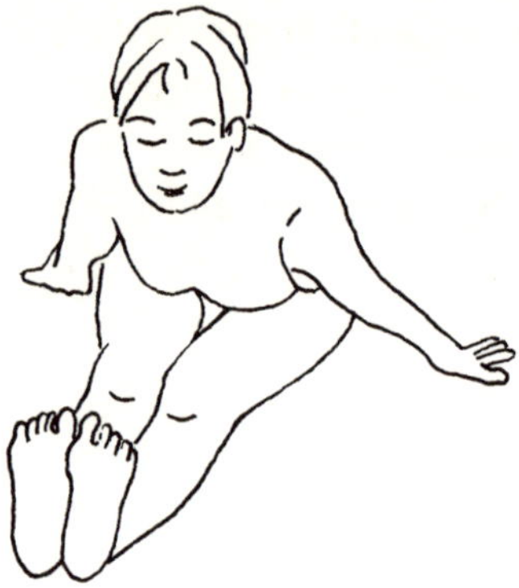

sitzen. Beim Einatmen die Arme weit nach oben strecken und dann beim Ausatmen mit dieser schönen Länge nach unten gehen. Dabei sollte eher die Nase in Richtung Beine zeigen als die Stirn, damit wir das Ganze nicht mit einem Buckel absolvieren. Ein paar Atemzüge dynamisch üben, danach in der Haltung bleiben und sich gemütlich einrichten.

Es gibt auch eine andere Variante, in diese Stellung hineinzugelangen: Aus der geraden Sitzhaltung (Sitzhöcker wieder gut plazieren) die Arme nach hinten legen, die Hände auf den Boden und sich nun mit Unterstützung der Hände langsam nach vorn beugen. Darauf achten, daß der Rücken lang gestreckt bleibt. Auch hier nach der dynamischen Phase in die statische gehen.

Eine lustige Möglichkeit, in die Haltung zu gehen, die sich auch gut für Kinder eignet: gerade sitzen, die Füße aufstellen, nah zum Gesäß ziehen und die Füße mit den Händen fassen. Beim Ausatmen die Beine strecken. Das darf ruhig plumpsend geschehen. Beim Einatmen wieder zurück. Ein paarmal dynamisch üben, dann statisch verweilen.

Diese Übung fördert unsere Geduld. Auf der körperlichen

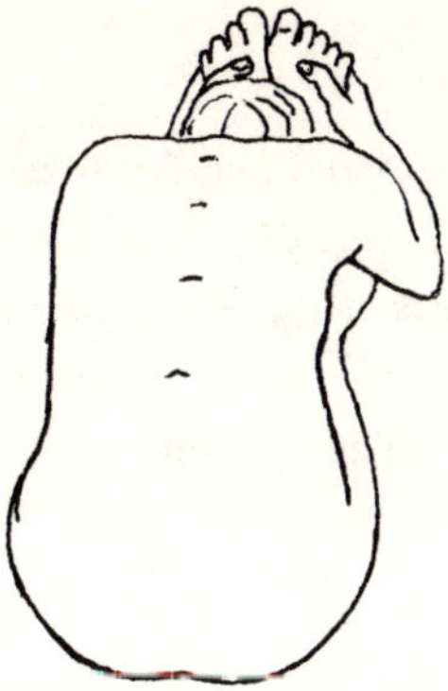

Ebene streckt und dehnt sie den Rücken, die Beine, fördert die Verdauung und hilft bei Beschwerden der Sexualorgane.

Diese so simpel erscheinende Übung stärkt nicht nur den physischen Rücken, sondern schützt auch. Zugleich weckt sie Unbewußtes. In unserer Rückenmuskulatur sind oft alte Verletzungen, Traurigkeiten verborgen, in den Zellen gespeichert. Mit dieser Basisübung können wir behutsam einen Zugang zu körperlichen oder auch seelischen Wunden finden und unsere Therapie selbst in die Hand nehmen. Je geschmeidiger wir körperlich werden, desto beweglicher wird unser Geist und desto freier die Seele. Zudem unterstützt die Haltung den Abbau von Fettpolstern um Hüfte und Taille.

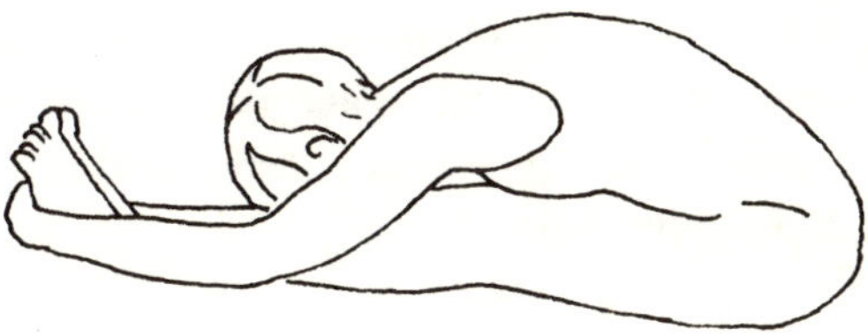

Entspannung

In der Rückenlage die Beine und Arme nach oben strecken und locker ausschütteln. Dann die Hände auf die Schultern fallen lassen, die Fersen aufs Gesäß. Weich und frei atmen, die Schultern gut entspannen – falls das in dieser Position nicht geht, die Arme (in Schulterhöhe) ausbreiten.

Meditation

Soham Soham
Ich bin, was ich bin
Ich bin, wie ich bin

Eine gute Sitzposition wählen, sei es auf dem Stuhl oder auf dem Boden, auf jeden Fall stets darauf achten, daß die Sitzhöcker guten Kontakt mit der Sitzfläche haben bzw. durch ein Kissen unterstützt werden. Dann über dieses Mantra – diesen Begriff könnten wir auch mit Wirkspruch übersetzen – nachdenken. Sich selber annehmen, so wie man/frau sich gerade fühlt, und erkennen, daß gerade diese Wirklichkeit, wie wir sind, uns ausmacht – nicht unsere Vorstellungen, wie wir sein sollten.

Wer bin ich bar meiner Funktionen? Wer oder was bleibt, wenn ich mich nicht mehr über Arbeit, Heimat, Beziehung, Glauben, Rasse, Nation, Hobby definiere?

Die Themen des Halbmonds ergänzt das Gedicht eines deutschen Romantikers, der sehr viel über den Mond schrieb, Matthias Claudius (1740–1815):

Seht ihr den Mond dort stehen?
Er ist nur halb zu sehen
Und ist doch rund und schön!
So sind wohl manche Sachen,
Die wir getrost belachen,
Weil unsere Augen sie nicht sehn.

(Aus: Abendlied in Sämmtliche Werke des Wandsbecker Boten, IV. Theil, Breslau 1783)

Gerade in unserer wissenschaftsgläubigen Zeit, wo man nur das wissen will, was nachweisbar ist, kann die Erinnerung an unsichtbares Wissen guttun. Er-Innern heißt nach innen schauen, mit der Yogaübung der Muschel (Pachimotanasana) und der Meditation über das eigene Sein wenden wir den Blick nach innen – und sehen.

Wenn der Mond durch die Sternzeichen spaziert

WIDDER BIS FISCHE

Wenn der Mond durch die Sternbilder spaziert, wechseln unsere Launen und Stimmungen wie die Gezeiten der Meere, die ja auch durch den Mondlauf mitbestimmt werden. Diese Erkenntnis könnte uns helfen, uns selber nicht mehr ganz so ernst zu nehmen, mehr Humor für unsere eigenen Verhaltensweisen (auch Fehler) zu entwickeln. Dann gehen wir gesünder mit unseren Nerven um und sind höchstwahrscheinlich auch für unsere Umwelt erträglicher. Nach den alten Yogalehren geht es weder darum, Gefühle zu unterdrücken, noch sie um jeden Preis auszuleben. Wichtig ist allein und zunächst einmal das Wahrnehmen und dann eine bewußte Entscheidung darüber, wie ich damit umgehen will. Dies einmal im Alltag zu üben kann schon gänzlich neue Aspekte des eigenen Verhaltens aufzeigen und ermöglichen. Gehen wir mit Hilfe von Yogaübungen in unsere Befindlichkeiten hinein, entdecken wir so manche vertrauten Muster; aber auch neue Chancen der Veränderung tun sich auf. Die Menschen, die in grauer Vorzeit (wahrscheinlich war aber auch diese längst vergangene Zeit recht bunt) Yoga entwickelten, trachteten mit Unterstützung der Haltungen und Stellungen danach, den Einklang mit allem Geschehen des Kosmos wiederherzustellen – eine Art religio, ein Wieder-Anbinden an größere Zusammenhänge. Die Sternbilder am Himmel dienten dabei als Leitmotiv und Leitgestirn.

Die zwölf Signaturen des Tierkreises vermittelten symbolisch die Vielfalt des Handlungsspielraums. Gedanken und Gefühle konnten so in eine Richtung gebündelt werden – Konzentration gebar Kraft. In dieser Sammlung – im Yoga Einpunktigkeit genannt – zu handeln erfordert Disziplin und Demut und schenkt dafür innere Stille und Stärke. Mit dem Sonnenlauf können wir diese verschiedenen Qualitäten innerhalb eines Jahres stets aufs neue erforschen. Der Mond gibt uns die Chance, in einem Monat all unsere unterschiedlichen Gefühle besser kennenzulernen.

Die DichterInnen der deutschen Romantik müssen den Mond als Muse erlebt haben, widmen sie ihm doch so manche Zeile, wie hier Clemens von Brentano (1778–1842):

Singet leise, leise, leise
Singt ein flüsternd Wiegenlied
Von dem Monde lernt die Weise
Der so still am Himmel zieht!

WIDDER

Frischer Frühlingswind
streichelst, zupfst, lockst zum Blühen
die ganze Natur

Steht der Mond im Widder, geht's los! Alles mögliche ruft, will angepackt werden. In Angriff nehmen, aktiv werden, auch die Aggression ist hier zu Hause. Aggredi, aus dem Lateinischen, bedeutet auf jemanden, auf etwas zugehen und ist doch somit eigentlich gar nicht so tragisch. Haben wir nicht auch schon oft die Erfahrung gemacht, daß wir jemandem erst näherkamen, wenn wir auch mal aggressiv waren, ja daß sogar erst dann wirkliche Nähe entstand?

Etwas beginnen bringt Spaß. Den eigenen Impulsen folgen kann in unserer geregelten Gesellschaft zunächst auch Angst auslösen. Doch im Puls sein heißt mitschwingen, den Gegebenheiten des Augenblicks nachgehen. Besser agieren und reagieren, leichterer Umgang mit dem, was ist. Hinspüren, was angepackt werden möchte, und tatkräftig losgehen. Dem Wind lauschen und den Aufbruch feiern.

Bewegung ist angesagt – springen, tanzen, drehen mit der ungestümen Freude des Frühlings. Die Kraft nutzen und sie im Alltag umsetzen.

Jetzt ist eine gute Zeit, lang Aufgeschobenes in die Hand zu nehmen, aufzuräumen.

Vorwärtsdrängend, begeisternd läßt sich diese Schwingung erleben. Immer wieder bringt uns der Mond neue Stimmungen – la luna – die Launen; und statt uns gegen die verschiedenen Aspekte und Qualitäten, die ein jeder Tag, eigentlich jeder Moment bringt, zu wehren, ist es lebendiger, in dem zu sein, was gerade ist. Dann ist man aktiv, wenn Tatendrang da ist, passiv, wenn Ruhe angezeigt ist, und traurig darf man genauso sein wie lustig. Das Wetter wechselt doch auch andauernd.

Mut zu neuen Ufern kann ein Motto des Widdermonds sein. Immer wieder möchte man etwas anderes ausprobieren, auch neue Menschen kennenlernen, neue Gegenden bereisen. Zum Mut gehören ein klarer Kopf und ein warmes Herz – Courage im Französischen hat auch mit le cœur – dem Herzen – zu tun. Gestehen wir uns Launen zu, sind wir zumindest ehrlich, und dic Wahrheit hat auf Dauer mehr Bestand.

Übung

Zum Widder würde der Kopfstand gehören, doch den sollte man nur mit einer Lehrerin/einem Lehrer erlernen und üben. Dazu gehört auch, daß, wer sich im Kopfstand erproben möchte, vegetarisch leben sowie Alkohol und Tabak oder andere Drogen meiden sollte. Und man sollte besonders vom Kreislauf und von den Augen her gesund sein. Also schlage ich hier eine andere Umkehrhaltung für den Kopf vor, die ganz wunderbare Wirkungen auch auf Augen und Ohren zeitigt:

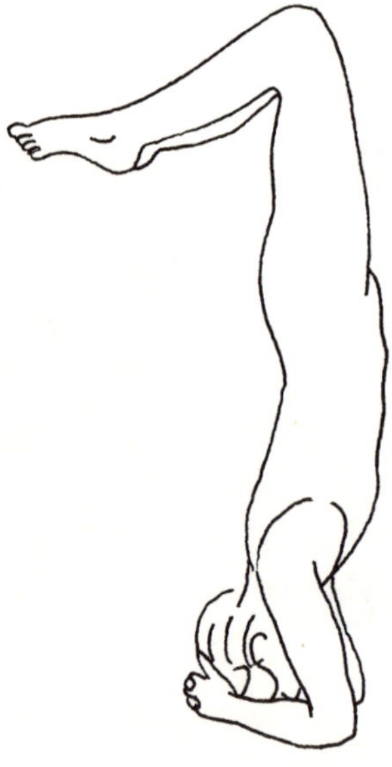

Hase

Aus dem Fersensitz heraus in die Stellung des Kinds gehen, also den Kopf nach vorn auf den Boden legen, die Arme ruhen entspannt neben dem Körper. Ein paar Atemzüge lang die Haltung erkunden. Dann den Kopf weit einrollen, so daß das Kinn Richtung Hals geneigt wird, der Nacken sich streckt und mehr die Krone des Schädels als die Stirn auf dem Boden ruht. Die Hände neben den Kopf legen und nun beim Ausatmen das Gesäß von den Fersen lösen und mit einem Abrollen des Kopfes auf dem Boden den Rumpf hochheben, so daß der Po in die Luft zeigt. Die Hände helfen also auch das Gewicht des Körpers abzufangen, wenn der Po gehoben und der Kopf abgerollt wird. Beim Einatmen das Gesäß wieder auf die Fersen geben. Ein paarmal im eigenen Atemrhythmus üben, dann einige Atemzüge in der

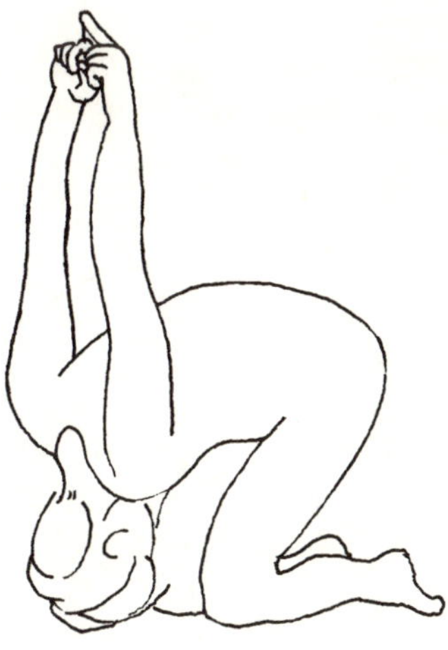

Stellung verweilen. Dabei können auch die Arme aus den Schulterblättern heraus weit nach hinten und oben gestreckt werden. Um auch noch den Lungen- und Dickdarmmeridian zu aktivieren, legen Sie die Daumen ineinander, strecken die Zeigefinger in die Höhe und winkeln die restlichen drei Finger einer jeden Hand zur Handinnenfläche hin an. Dadurch werden Gewicht und Spannung vom Kopf weggenommen, so daß die Krone des Schädels nur noch sanft auf dem Boden ruht. Behutsam aus der Stellung herauskommen und in der Stellung des Kinds nachspüren.

Entspannung
Stellung des Kinds

Aus dem Fersensitz heraus nach vorn beugen, der Kopf ruht entspannt mit der Stirn oder einer Wange auf dem Boden, die Arme sind locker nach hinten ausgestreckt.

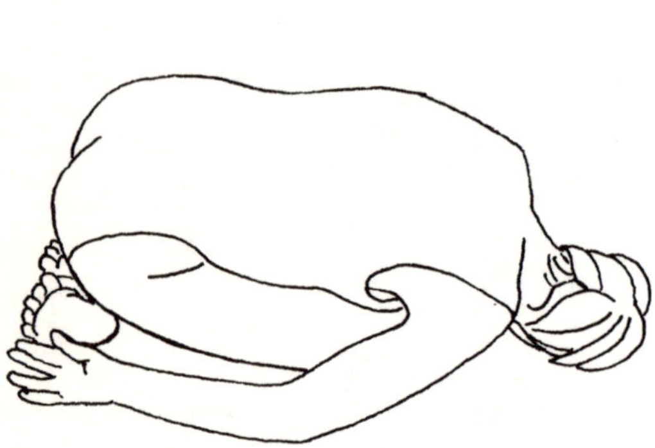

Variation: Turm

Die Stellung des Kinds einnehmen und die Arme nach vorn, die Hände bilden Fäuste, diese übereinanderlegen, und nun kann die Stirn auf diesem kleinen Turm ruhen. Stimuliert das dritte Auge, die Hypophyse; erleichtert die Atmung, kann Kopfschmerzen und Erkältungen lindern.

Meditation

Eine angenehme Sitzhaltung einnehmen, das kann durchaus auch auf einem Stuhl sein, den Atem zur Ruhe kommen lassen und mal das Affentheater der Gedanken und ihrer Formen beobachten. Eigenartigerweise schätzen die Gedanken es gar nicht, wenn wir sie einfach nur wahrnehmen und ihnen nicht folgen. Köstliche Stille kann dann eintreten ...

STIER

Grün blau üppig gelb
schwelgen alle Sinne satt
die Pracht des Frühlings

All unsere Sinne wollen genährt sein. Wir leben, weil wir Hunger haben, hungrig sind nach Nahrung für Körper, Geist und Seele.

Die Augen möchten die Schönheit sehen und darin ihre Bestimmung finden. Die Ohren wollen nicht nur den Tönen lauschen, sondern auch der Stille. Die Haut braucht Streicheln, Berühren, Anfassen. Und wie sich die Nase erst an den Düften der Natur berauscht. Viele Erinnerungen sind in unseren Sinnesorganen gespeichert. Die Zunge mit ihrem unnachahmlichen Geschmacksempfinden ist fähig, uns zu verraten, worauf wir wirklich Appetit haben. Unser Körper lechzt nach Bewegung und Ruhe, Anspannung und Entspannung. Der Geist freut sich am Denken, aber auch in der Ruhe, beispielsweise in der Meditation. Unsere Seele wird durch Freundschaften, Begegnungen, Beziehungen belebt.

Wie ernähren wir uns? Achten wir auf das, was uns in jeder Beziehung guttut? Können wir uns selbst ernähren? Wie steht es mit der Pflege von Begegnungen? Haben all unsere Sinne am Abend eines Tages ihre Pflege erfahren? Wie gut es tut, all die Facetten unseres Seins, des Lebens auszubalancieren.

Pratyahara heißt eine Stufe des Yogapfads nach Patanjali. Meist wird der Begriff mit Zurückziehen der Sinne übersetzt. Es könnte aber auch das Schulen und Pflegen der Sinne gemeint sein, und möglicherweise steckt auch ein Schulen der inneren Sinnesorgane mit in diesem Wort. Denn neben diesen direkten

Sinnen verfügen wir ja auch über innere Wahrnehmungen, die durchaus sinnlich sind. Mit all diesen Fähigkeiten können wir uns sinnvoll auseinandersetzen und zu unserer Sinnhaftigkeit gelangen.

Übung
Die Kuh oder Kuhmaul

wird diese Übung genannt, und sie bringt oft große Erleichterung bei Schulterverspannungen, auch die Brustmuskulatur wird gestärkt, der Atem wird weit und frei.

Sich so hinsetzen, daß die Knie übereinander liegen und der rechte Fuß nach hinten zur linken Pobacke zeigt, während der linke Fuß nach hinten zur rechten Pobacke weist. Einen Arm von unten den Rücken herauf legen, den anderen von oben;

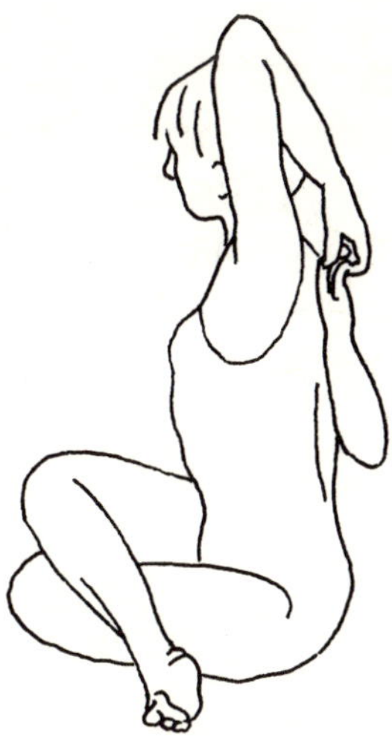

wenn es geht, fassen die Hände ineinander. Gerade bleiben, auch den Kopf nicht neigen. Wenn die Hände sich nicht berühren, kann ein Tuch die Verbindung herstellen. Tief atmen und die Stellung auskosten.

Aus dieser Haltung kann man sich auch nach vorn beugen und sich vorstellen, daß die Kuh grast.

Sowohl die Armstellung als auch die Beinstellung wechseln – insgesamt ergeben sich also vier Abwandlungen.

Entspannung

Bauchseitenlage einnehmen, auf einer Seite liegen, ein Bein ausgestreckt, das andere auf dem Boden nach oben ziehen, auf dem Oberarm der Seite, auf der man liegt, ruht der Kopf, der andere Arm kann nach hinten gelegt werden, wenn das leicht gelingt. Sonst diesen Arm auch vorn auf den Boden vor sich legen, in die Nähe des hochgezogenen Beins. Auch eine ideale Entspannung für Schwangere.

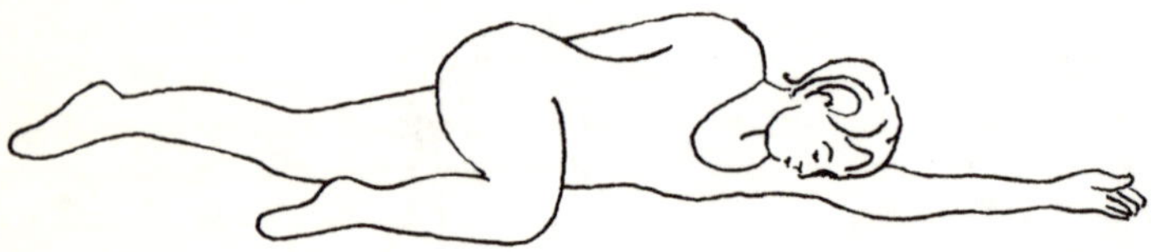

Meditation

In der Sitzhaltung mit übereinandergelegten Knien zeigen die Füße nach hinten (linker Fuß auf der rechten Seite der Hüfte, rechter Fuß nah der linken Hüfte). Die Hände auf die Knie legen und sich auf die inneren Sinne konzentrieren.

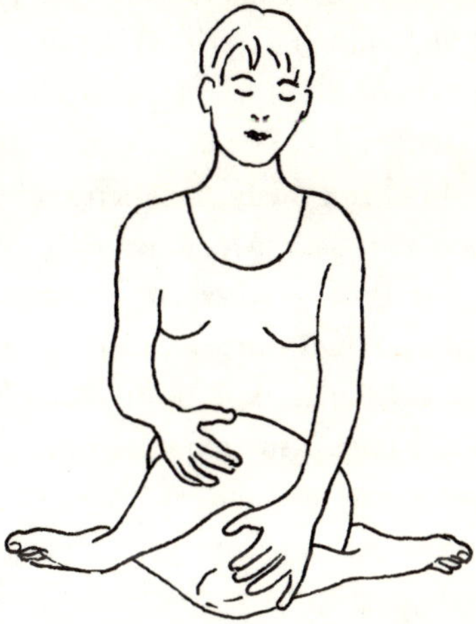

ZWILLING

Sprich und teil dich mit
so treten wir in Kontakt
Gedanken sprühen

Sich unterhalten und austauschen, sich mitteilen und vermitteln, sich zeigen und vom anderen, der anderen etwas erfahren. Die Interaktion zwischen den Menschen kann zu einer lehrreichen Erfahrung werden und Freude bereiten. Im Zeichen Zwilling macht der Mond ungeheuer neugierig, über alle und alles möchte man Bescheid wissen. Menschen aller Couleur, aus allen Schichten, jeglichen Alters gehören zum Freundeskreis, und der Austausch mit ihnen bringt immer wieder neue Entwicklungsschritte. Die Lust am Reden ist groß, mit der Sprache möchte man arbeiten. Vielleicht entsteht spontan ein Gedicht, oder es wird ein Brief entworfen oder ein wichtiges Projekt konzipiert. Diese Gabe der Sprache, des Sprechens kann genutzt werden, um gedankliche Fortschritte zu machen. Wachen Sinnes betrachtet ein Zwillingsmond die Welt, erkennt, wo etwas unlogisch scheint, und weiß eine bessere Formulierung.

Die Gabe der Rede macht Spaß, Sprachen werden leicht gelernt.

Im Buch der Sprüche in der Bibel findet sich eine treffende Beschreibung der Fähigkeiten und Qualitäten einer solchen Konstellation:

Ruft nicht die Weisheit, erhebt nicht die Klugheit ihre Stimme? Bei der Stadtburg, auf den Straßen, an der Kreuzung der Wege steht sie; neben den Toren, wo die Stadt beginnt, am Zugang

zu den Häusern ruft sie laut: Euch, ihr Leute, lade ich ein, meine Stimme ergeht an alle Menschen: Ihr Unerfahrenen, werdet klug, ihr Törichten, nehmt Vernunft an! Hört her! Aufrichtig rede ich.
Redlich ist, was meine Lippen reden.
Die Wahrheit spricht meine Zunge.
Unrechtes ist meinen Lippen ein Greuel.
Alle meine Worte sind recht, keines von ihnen ist hinterhältig und falsch.
Für den Verständigen sind sie alle klar und richtig für den, der Erkenntnis fand.
Nehmt lieber Bildung an als Silber, lieber Verständnis als erlesenes Gold!
Ja, Weisheit übertrifft die Perlen an Wert, keine kostbaren Steine kommen ihr gleich.
Ich, die Weisheit, verweile bei der Klugheit, ich entdecke Erkenntnis und guten Rat.
Bei mir ist Rat und Hilfe; ich bin die Einsicht, bei mir ist Macht.
Ich liebe alle, die mich lieben, und wer mich sucht, der wird mich finden.
Ich spiele auf dem Erdenrund, und meine Freude ist es, bei den Menschen zu sein.
Wer mich findet, findet Leben.
(Das Buch der Sprüche 8.1–35)

Übung
Adler

Eine wunderbar konzentrierte Gleichgewichtshaltung ist der Adler im Stehen. Beine und Arme werden massiert, Krampfadern wird vorgebeugt, der Gleichgewichtssinn geschult, die Achtsamkeit für den Moment gestärkt. Es empfiehlt sich, diese Übung dynamisch separat für Beine und Arme zu erkunden, um dann erst statisch die gesammelte Stärke der Stellung auszukosten.

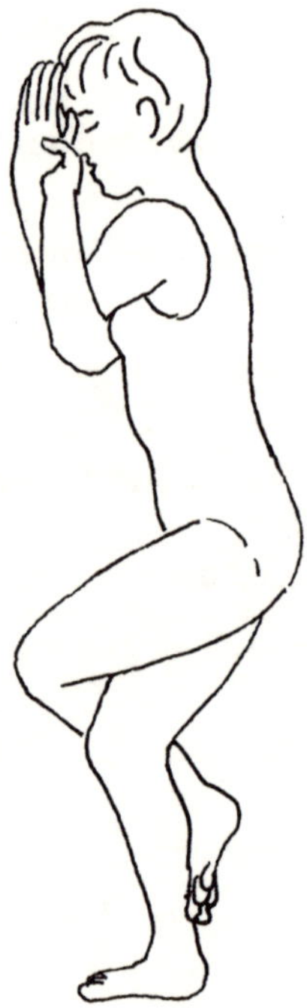

Beginnen wir mit den Beinen: bequem stehen, die Füße sind am besten hüftweit auseinander, die Knie sind nicht durchgedrückt. Einatmen, beim Ausatmen dann ein Bein ums andere schlingen. Dazu müssen beide Beine angewinkelt werden, also auch das Standbein, andernfalls kommt man mit dem beweglichen Bein nicht um Oberschenkel und Unterschenkel herum, so daß der Fuß vorne wieder herausschaut. Das bewegliche Bein legt sich von vorn um das stehende. Einatmend wieder aus der Stellung herausgehen und beim nächsten Ausatmen Beine wechseln. Ein paarmal im eigenen Atemrhythmus ausführen. Dann stehend nachspüren und nach einer kurzen Pause die Armbewegung mit der Atmung koordinieren. Beim Ausatmen die Arme ineinander verschränken, die Ellbogen werden übereinander gelegt, und die Hände berühren sich mit den Handflächen. Einatmend die Arme weit öffnen und beim nächsten Ausatmen die Arme wieder verschränken. Einmal ist der rechte Arm vorn, beim nächsten Mal der linke. Auch die Armbewegung ein paarmal üben, dann wieder nachspüren und schließlich beide Bewegungen, die der Arme und die der Beine, mit dem Atem koordinieren. Am Schluß ein paar Atemzüge in jeder Haltung bleiben. Insgesamt ergeben sich vier Varianten aufgrund der möglichen Bein- und Armhaltungen. Im Stehen nachklingen lassen. Konzentrierte Kraft auch im Atem wahrnehmen.

Entspannung: Sonnenrad

Bauchseitenlage einnehmen, am besten auf der linken Seite liegen und das eigene Herz wahrnehmen, den Kreislauf. Das linke Bein ist ausgestreckt, das rechte wird leicht hochgezogen und bleibt auch auf dem Boden, so daß die rechte Bauchseite frei bleibt. Mit den Armen kann man es sich in dieser Lage so bequem wie möglich machen. Die Entspannung genießen.

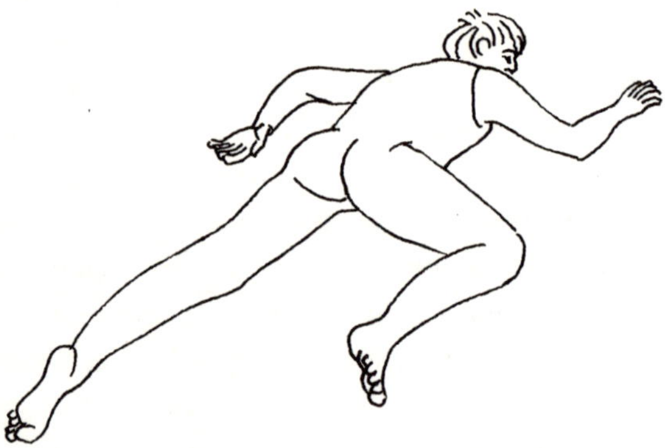

Meditation

Jetzt kann es angebracht sein, mit einem Mantra zu meditieren. Wähle einen Satz oder ein gutes Wort, einen positiven Inhalt also, über den du meditieren möchtest. Ein Mantra kann auch OM sein, dieser universelle Klang, oder Amen oder ein Sprichwort, ein Spruch aus der Bibel oder anderen heiligen Schriften. Mit einem Mantra zu meditieren bedeutet, sich immer wieder diesen Satz oder das bestimmte Wort in die Aufmerksamkeit zurückzurufen. Andere Gedanken werden nicht verdrängt, aber auch nicht mit Aufmerksamkeit versorgt, das heißt, immer wieder kehren wir zum ausgewählten Mantra zurück, verweilen dort mit unseren Gedanken und Gefühlen, betrachten es – grübeln müssen wir nicht darüber. Und wie stets beim Meditieren ist eine gute, angenehme und gut geerdete Sitzhaltung wichtig.

KREBS

Laß dich einhüllen
tauch ein in die Gefühle
geh mitten hinein

Betrachten wir das Symbol für das Sternzeichen Krebs, so können wir einerseits die Scheren des Krebses darin sehen, aber läßt sich diese Form nicht auch als ein Einhüllen, als ein Umarmen deuten? Sich anschmiegen und umsorgen lassen, in die Gefühlswelt hineingehen, der Wunsch nach einem Nest, nach Wärme – all dies kann uns beim Eintritt des Monds in das Zeichen Krebs begegnen. Wir sehnen uns nach Häuslichkeit, wollen eher ein warmes Bad als eine erfrischende Dusche nehmen, suchen die Nähe zu lieben Menschen, wollen lieben und geliebt werden. Hunger und Appetit haben wir hier weniger auf ein ausgeklügeltes Menü als auf ein Essen, das uns an die Kindheit erinnert. Wir möchten ganz bei uns selber einkehren, mit vertrauten Menschen beisammen sein. Nach draußen können wir ein andermal gehen. In der klassischen Astrologie wird der Mond dem Zeichen Krebs zugeordnet. Dort sei er zu Hause. Und so finden wir hier die Gefühle, die Stimmungen, die Launen, das Wechselhafte, auch das Empfindsame repräsentiert. Magen und Verdauung rechnet man dem Krebs zu.

Im Französischen bezeichnet man la lune auch als «maîtresse de mémoire», also als Hüterin, Meisterin der Erinnerung. Und viele Erinnerungen sind eher in der Gefühls- und Empfindungswelt gespeichert als in der Ratio. Ein gutes Gedächtnis hat viel mit assoziativem Erleben und Wiederholen zu tun. Während dieser Konstellation kann es gut sein, daß alte Erinnerungen auftauchen, alte Gefühle wieder aufsteigen. Dann tut man gut daran, genau hinzuspüren, was einem dies sagen mag. In der alten indischen Medizin, dem Ayurveda, wird dazu aufgefordert, Gefühle genaustens wahrzunehmen als das, was sie sind: Emotionen – Bewegungen. Diese sollen weder unterdrückt werden, noch läßt man ihnen freien Lauf, sondern als reifer Mensch schaut man ihnen zu, sieht, wie sie aufsteigen, sich entwickeln und wieder vergehen – wie Wellen des Meeres oder Wolken am Himmel. Man läßt sie vorüberziehen wie einen Fluß. Man lebt sie, indem man sie von innen betrachtet oder ihnen von außen zuschaut. So können selbst heftige Gefühle wie Wut, Zorn, Ärger, Trauer – die wir zudem meist negativ bewerten – gelebt werden, ohne daß sie uns beherrschen, noch müssen wir sie kontrollieren. Es lohnt sich, diese Vorgehensweise auszuprobieren.

Übung
Der Krebs

Locker und gerade auf den Boden setzen, zunächst die Beine schütteln und dann auch die Arme und Hände nach oben ausstrecken und über dem Kopf gut ausschütteln. Nun die Beine so anwinkeln, daß die Fußsohlen sich berühren. Die Füße sind etwa einen halben Meter vom Rumpf entfernt beziehungsweise so weit weg, wie der Rumpf lang ist. Mit dem Einatmen nach vorn beugen, beim Ausatmen mit den Händen unter den Knöcheln hindurch die Füße von außen (vom Rist her) fassen. In dieser Stellung verweilen, sich ganz nach innen versenken. Bei jedem Einatmen kann der Rücken stärker gedehnt werden, bei jedem Ausatmen gelangt man eventuell ein Stück tiefer. Diese Übung dehnt den Rücken, unterstützt den Stoffwechsel, die Verdauung, erleichtert die Innenschau, lindert Menstruationsprobleme.

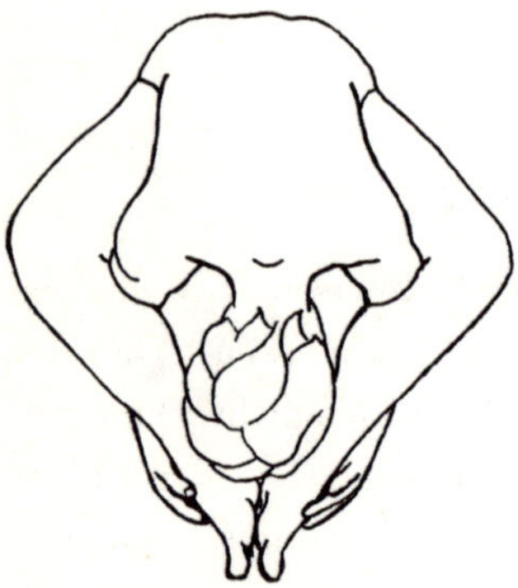

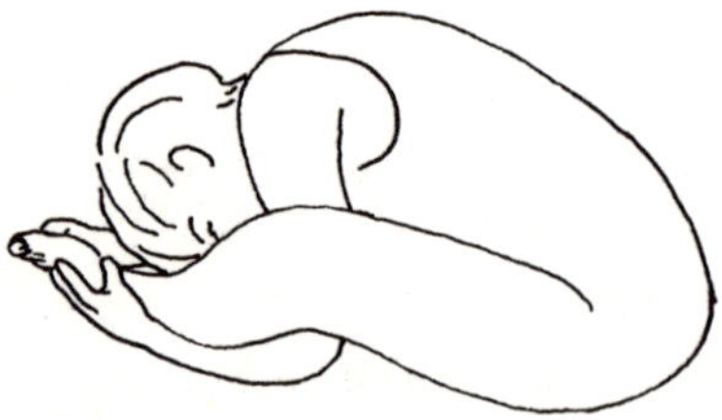

Entspannung

Auf dem Rücken liegend die Beine aufstellen, eventuell fallen die Knie zusammen. Der Rücken ist gut angeschmiegt. Die Hände auf das Becken legen, den Atem dort spüren. Den Gefühlen Raum und Zeit geben.

Eine andere Variante der Entspannung im Zeichen Krebs schaut so aus, daß Sie aus der zuvor beschriebenen Entspannung heraus sich selbst umarmen, das heißt, die Arme werden übereinander gelegt, so daß die rechte Hand die linke Schulter umfaßt und die linke Hand die rechte Schulter. Ein paar Atemzüge genießen, dann die Armstellung wechseln, so daß der andere Arm oben ist, und wieder mit den Händen die Schultern umarmen.

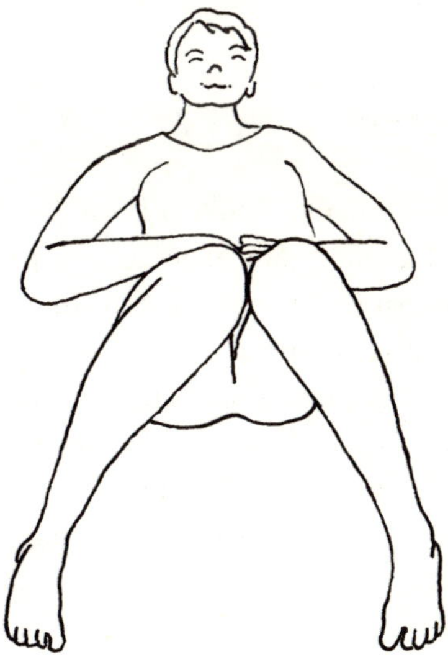

Meditation

In einer guten aufgerichteten Sitzhaltung (eventuell auf einem Stuhl) zunächst den Atem wahrnehmen, ihn bewußt lang und tief und doch zugleich weich strömen lassen. Der Atem erfüllt den ganzen Körper. In diesem klaren Atemfluß das Gefühl wahrnehmen, das gerade im Vordergrund ist, und es genau betrachten, ohne eine Bewertung vorzunehmen. Schweifen die Gedanken ab, immer wieder zum Thema zurückkehren.

LÖWE

Liebe und Lachen
Löwinmut und Löwenkraft
Lust und Leidenschaft

Die Sternenmythologie – so stell' ich mir den Beginn der Astrologie vor – entstand ganz einfach aus der Beobachtung der Natur. Für unsere hierzulande gebräuchliche Astrologie beziehen wir uns ja meist auf kulturelle Traditionen, die ebenfalls auf der Nordhalbkugel entstanden und also mit den hiesigen Jahreszeiten zu tun haben. Vielleicht guckten unsere Ahnen und Ahninnen immer wieder gen Himmel, und es fiel ihnen dann irgendwann auf, daß bestimmte Temperaturen und Klimabedingungen möglicherweise mit der Vielfalt der Himmelsgebilde und ihrem Erscheinen zu tun haben könnten. Stellen wir uns die Löwenzeit vor: Hochsommer, kraftvolle Hitze, wärmende Sonneneinstrahlung – welches Tier lebt und vermittelt diese warme, wilde Kraft? Selbst in Breitengraden, in denen wahrscheinlich keine Löwen lebten, ist der Leu sehr oft das Wappentier. Oft genug ist die Löwin gemeint, denn sie ist meist die aktivere, zeigt sich mutiger. Carola Meier-Seethaler, Schweizer Philosophin und Psychologin, hat darüber in einigen ihrer Werke geschrieben.

Ein Löwemond macht stolz und frei, man möchte gesehen werden, hinaus in die Welt gehen, etwas erleben, sich zeigen und auch etwas verwirklichen.

Die inneren Welten sind voller Bilder – vielleicht ist nun eine gute Zeit, mal wieder etwas zu malen?

Löwemond hat eine Meinung und vertritt sie auch. Großzügig öffnet sich das Herz – wen wollen wir heute beschenken? Und das beleidigte Kätzchen, die Kehrseite des generösen Löwen, können wir mal befragen, warum es schmollt. Dann stoßen wir möglicherweise auf sehr alte Verletzungen, die wir in einer solchen Zeit gut abbauen und auflösen können. Nur Mut!

Übung
Löwin und Löwe

Die Löwin sitzt auf ihren Fersen, die Knie sind weit auseinander, die Hände liegen auf den Knien oder Oberschenkeln. Der Atem fließt frei durch die Nase ein und aus. Nach einigen ruhigen Atemzügen lüpft die Löwin ihr Gesäß, spreizt die Finger weit auseinander, legt die Hände entweder auf die Knie oder legt sie vor sich auf dem Boden gespreizt hin. Die Augen werden weit

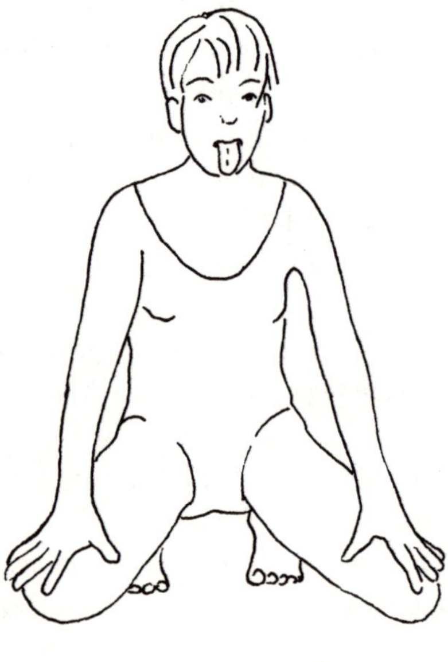

aufgerissen, wer will, kann auch noch mit den Augen rollen, die Zunge wird weit herausgestreckt, und mit heftigen Bewegungen des Bauchs wird durch den offenen Mund ein- und ausgeatmet, also gehechelt. Etwa zehn- bis zwanzigmal, dann wieder hinsetzen und dieser Kraft mit geschlossenen Augen nachspüren. Bei Bedarf und Gefallen mehrmals wiederholen.

Der Löwe

sitzt ebenfalls auf den Fersen, die Knie sind entweder beisammen oder etwas auseinander. Zunächst den Atem ruhig, klar und kraftvoll spüren, dann sich innerlich auf einen Löwensprung vorbereiten: tief einatmen und mit einem Satz nach vorn springen, brüllend ausatmen. Dabei sind die Augen weit aufgerissen, die Zunge hängt aus dem offenen Mund, und mit gespreizten Händen springt man in eine Art Liegestütz. Solang es geht, mit

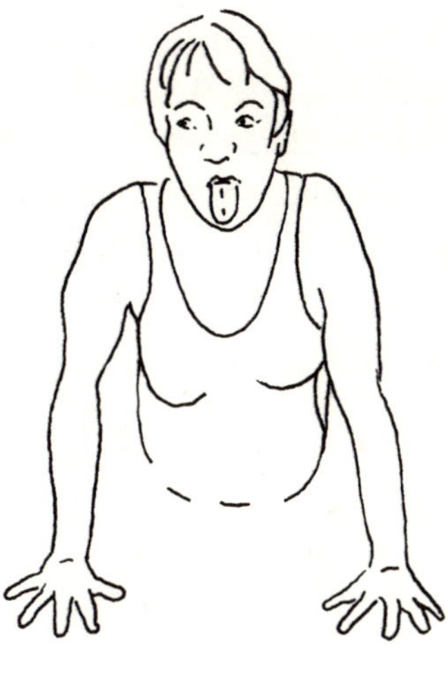

Gebrüll ausatmen, im Einatmen wieder zurückziehen in den Fersensitz. Entweder gleich noch ein paarmal weitermachen oder erst kurz zwischenatmen und dann noch ein paarmal den Löwen springen lassen.

Die löwigen Atmungen lösen alle möglichen alten Aggressionen aus dem Körper, eignen sich hervorragend, wenn man Wut, Ärger oder Zorn unterdrückt hat, um sich von diesen Prägungen zu befreien. Die Kehle wird geputzt, Kraft und Stärke werden in allen Körperzellen, speziell auch im Nervensystem, spürbar.

Entspannung
Zusammengerolltes Blatt

Aus dem Fersensitz mit weit geöffneten Knien nach vorn strecken, der Kopf liegt auf dem Boden, die Arme sind weit ausgestreckt und dehnen sich nach vorn, so daß ein Öffnen der Achselhöhlen gespürt wird und somit das Herz gut versorgt wird. Fein und tief atmen.

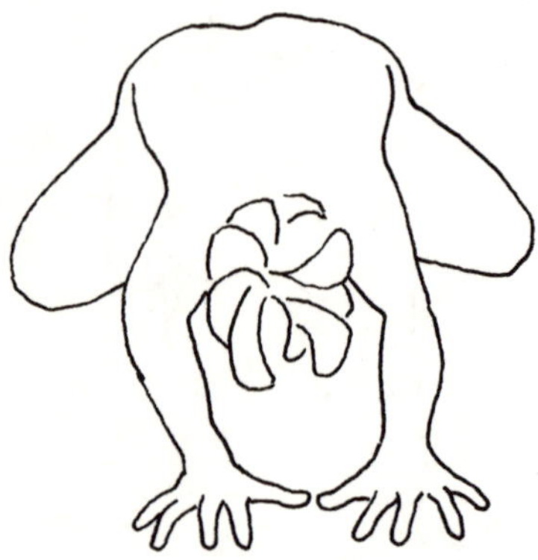

Meditation

In einer guten Sitzhaltung, eventuell Fersensitz, den Atem wahrnehmen und sich mit dem *Ujayyi-Atem* vertraut machen. Dabei wird der Atem mit einem kleinen Geräusch in der Kehle verbunden, und zwar beim Ein- wie beim Ausatmen. Selbstverständlich durch die Nase atmen.

Ujayyi vertieft den Atem und unterstützt die Innenschau.

Ujayyi stärkt außerdem die Abwehrkräfte, kräftigt also unser Immunsystem.

Ujayyi wird oft mit «Sieg, siegreich» übersetzt und paßt somit zum löwigen Element.

JUNGFRAU

Ordnungen schaffen
klären, sortieren, heut geht's
mit Durchblick ganz leicht

Welch eine Lust zu arbeiten. Welch klare Kraft, etwas zu Ende zu bringen. Welche Möglichkeiten, etwas anzupacken, was vielleicht schon lange darauf wartet. Und was der Klärung bedarf, kann nun angesprochen werden. Wenn es etwas aufzuräumen gibt, jetzt ist eine gute Zeit dafür. Auch aussortieren läßt sich nun so manches, was nicht weiter benötigt wird. In der Jahreszeit, die dem Zeichen Jungfrau zugeordnet ist, wird geerntet. Und vorgesorgt für den Herbst, den Winter. Was braucht man, und wie läßt es sich gut aufbewahren, wie kann es sinnvoll eingeteilt werden, so daß es für alle bis zum nächsten Frühjahr reicht? Welche Qualität! Diese Eigenschaften treten stärker hervor, wenn der Mond durch das Zeichen Jungfrau wandert. Wo gibt es etwas zu (be-)reinigen? Was kann kritischen Blicken nicht mehr standhalten? Was möchte ich ändern? Welche Wünsche möchte ich in die Tat umsetzen?

Das Zeichen Jungfrau ist auch realistisch. Wir können deutlich erkennen, was machbar ist, was nicht. Wir können einerseits die Liebe zum Detail entdecken, andererseits aber auch den Blick für das größere Ganze schärfen. Und so wissen wir, was zu tun und was zu lassen ist. Im Zeichen der Jungfrau sollten wir ruhig auch mal wieder unsere Ernährung überprüfen: Was führen wir unserem Geist zu? Wie nähren wir unsere Seele? Was braucht unser Körper denn tatsächlich? Vorsätze können jetzt nicht nur gefaßt, sondern auch in die Tat umgesetzt werden. Engagement und politisches Bewußtsein sind ebenfalls in diesem

Zeichen beheimatet. Wir erkennen, daß wir Teil einer größeren Gemeinschaft sind und nicht nur für uns, sondern auch für andere Sorge und Verantwortung tragen.

Übung
Schulterstand und Pflug

Entspannt auf dem Rücken liegen und besonders gut in diese Partie des Körpers hineinspüren. Wie liegt der Rücken auf dem Boden, wie fühlt er sich an? Nach diesem inneren Erkunden die Hände mit den Handflächen nach unten neben den Rumpf auf den Boden legen und sich aus der Kraft des Bauchs, des Beckens

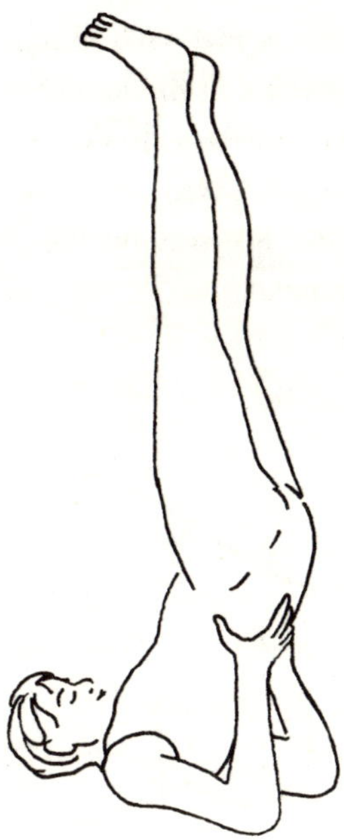

und des Rückens langsam und behutsam nach oben drücken. Die Hände fassen nun den Rücken, die Ellbogen sind auf dem Boden und stützen ab. Je mehr wir uns hochdrücken, desto mehr richtet sich der Rumpf mit den Beinen auf, wird zur Kerze, wir sind auf unseren Schultern angelangt. Die Füße können locker bleiben, die Beine werden nach Möglichkeit gestreckt, das Kinn ist nah am Brustbein. Bei der Atmung darauf achten, daß das Gesicht entspannt bleibt, auch im Kieferbereich. Ein paar Atemzüge – so lang es angenehm ist – verweilen, dann entweder langsam mit Unterstützung von Händen und Armen in die Ausgangsposition zurück oder weiter in den

Pflug

Die Beine über den Kopf weit nach hinten strecken, die Hände unterstützen immer noch den Rücken. Nur wenn man sich sehr sicher fühlt, kann man die Arme in der entgegengesetzten Richtung (also hinter dem Rücken) ausstrecken und eventuell die Hände falten. So spüren wir eine noch intensivere Dehnung im Schulter- wie Brustbereich.

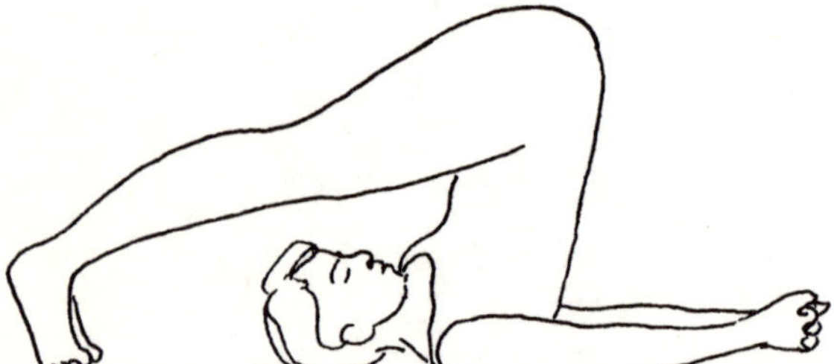

In dieser Pflugstellung ein paar Atemzüge lang bleiben. Wer sich wohl darin fühlt, kann mit den Beinen noch ein paar

Variationen

vornehmen: zum Beispiel die Beine grätschen oder ein Bein heben oder die Beine anwinkeln, bis die Knie neben den Ohren ruhen, oder versuchen, die Beine so zu strecken, daß die Füße fast mit den Fersen den Boden berühren.

Aus dem Pflug sehr behutsam unter Zuhilfenahme der Hände wieder herausgehen und in der Rückenlage den Kopf hin und her rollen, damit Hals und Nacken sich wieder gut ent-

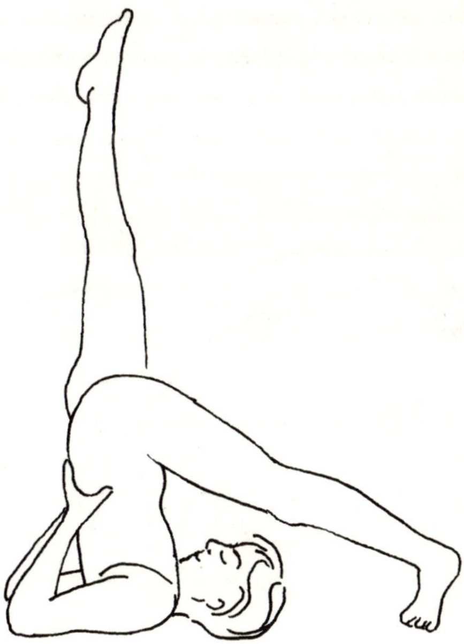

spannen. Oder auch ein paarmal den Kopf sanft heben und senken. Als Ausgleichsposition kann der Fisch geübt werden (siehe: Mond in den Fischen).

Schulterstand, Kerze und Pflug sind recht anspruchsvolle Übungen. Sie harmonisieren unseren gesamten Stoffwechsel, lösen Spannungen im Schultergürtel, beugen Gebärmuttersenkungen und Beckenbodenschwäche vor. Die Haltungen entlasten die Beine, wirken Krampfadern und Hämorrhoiden entgegen, stärken den Willen.

Am Anfang, wenn die große Kerze noch zu anstrengend ist (zuviel Verspannung entsteht), kann auch

der halbe Schulterstand

geübt werden. Dabei geht man mit den Beinen zwar auch hoch, winkelt jedoch gleich im Hüftbereich ab und legt die gestreckten Beine entweder auf einen Stuhl hinter sich oder läßt sie so fast parallel zum Boden in der Schwebe. Nur so lange in der Position

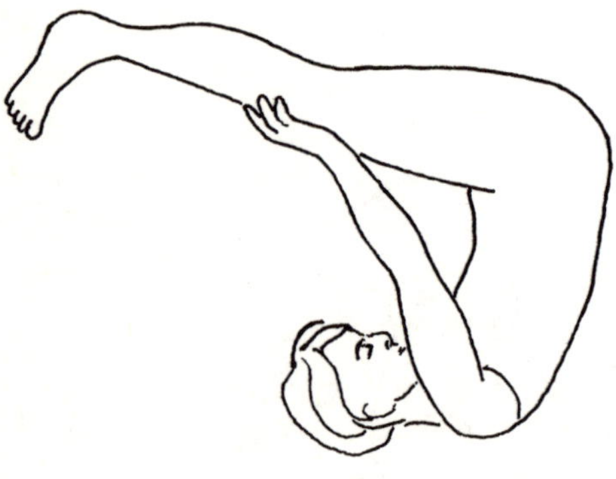

bleiben, wie sie angenehm ist. Man kann auch die Hände unter die Knie legen und sich so abstützen.

Entspannung

mit einer zusammengerollten Decke unter dem oberen Rücken. Wir brauchen: eine gute, warme Unterlage (Matte oder Decke) und zusätzlich noch eine zusammengerollte Decke. Wir legen sie so auf das obere Drittel unserer Matte, daß wir dann unseren oberen Rücken ungefähr in der Herzgegend darauf legen können. Die Arme werden seitlich in Schulterhöhe ausgebreitet oder sogar nach hinten über den Kopf hinaus auf den Boden gelegt. Diese großzügige Dehnung vertieft die Atmung und öffnet das Herz – auch im übertragenen Sinn.

Meditation

Aufrecht und bequem sitzen. Den Energiefluß in der Wirbelsäule spüren. Sich selbst zwischen Himmel und Erde begreifen: Wir sitzen auf dem Boden (geht auch auf einem Stuhl, dann die Füße gut erden), auf Mutter Erde, und ragen mit unserem Haupt nach oben zu Vater Himmel. Der Atem kommt und geht, ruhig und klar. In uns gibt es so viele Wünsche. Fassen wir sie genauer ins Auge und wählen einen aus, der uns am Herzen liegt und der sich – zum Wohle aller – verwirklichen läßt. Formulieren wir diesen Wunsch still in uns hinein, so daß er wie ein Samenkorn auf fruchtbare Erde fällt, und dann lassen wir ihn ruhen, bis er sich zu gegebener Zeit realisieren kann.

WAAGE

Schönes gestalten
würdigen achten schätzen
doch nicht daran hängen

Harmonie suchen, einen Sinn für Schönheit entfalten, die Künste pflegen, jemanden beschenken, eine Freude machen, Gemeinsamkeiten entdecken... Im Zeichen Waage möchte Frau Mond uns auf die Freuden der Freundschaft hinweisen, gemeinsames Erleben steht im Vordergrund, das ästhetische Empfinden kann geschult werden. Dabei geht es nicht um den Geschmack der herrschenden Konventionen, sondern um die Entdeckung des eigenen Stimmig-Seins. Kreativität liegt weniger im Nachahmen als im Auskundschaften, Vorangehen.

Im Waagemond sollten wir genügend trinken – Wasser, Tee oder ähnliches, um den Nieren zu helfen. Die Nieren als paariges Organ sind dem Zeichen Waage, den Beziehungen zugeordnet. Und Beziehungen müssen gepflegt werden, brauchen zum Wachsen und Gedeihen auch genügend Raum, Zeit, Nähe, Distanz, Kontakt im rechten Maß. Und sie dürfen nicht austrocknen, wollen wir uns selbst darin entfalten wie auch die Entwicklung der anderen Person fördern. Stimmig sein, in Stimmung sein, sich einstimmen, hineinschwingen, mitklingen oder einklinken – das sind Begriffe, die hier gut hinpassen. Wollen wir etwas ausgleichen – heute wäre ein guter Tag dafür. Sollen Kompromisse gefunden werden, die nicht faul, sondern frisch und belebend sind, dann empfiehlt sich der Beistand der Waage. In diesem Zeichen wird der Ausgleich angestrebt, Ausgewogenheit und Ausgeglichenheit bestimmen Denken und Handeln. Entscheidungen fallen allerdings in solchen Zeiten schwerer, da immer alle Seiten gesehen und einbezogen werden und die Waage nicht so recht weiß, wohin sie sich neigen soll. Aber dafür gibt es ja andere gute Tage, zum Beispiel im auf die Waage folgenden Skorpion.

Übung
Die Sphinx

wird manchmal auch Delphin genannt, denn die Übersetzung aus dem Sanskrit Makarasana ist schwierig, handelt es sich bei Makara doch um ein Fabelwesen.

Zunächst in der Bauchlage entspannen und gut hinspüren, wie sich dabei der Rücken anfühlt, der sollte nämlich während der Übung lang bleiben und sich leicht anfühlen. Nach ein paar Atemzügen langsam in die Übung hineingehen: die Beine zusammenlegen, die Fersen aneinander und die gestreckten gera-

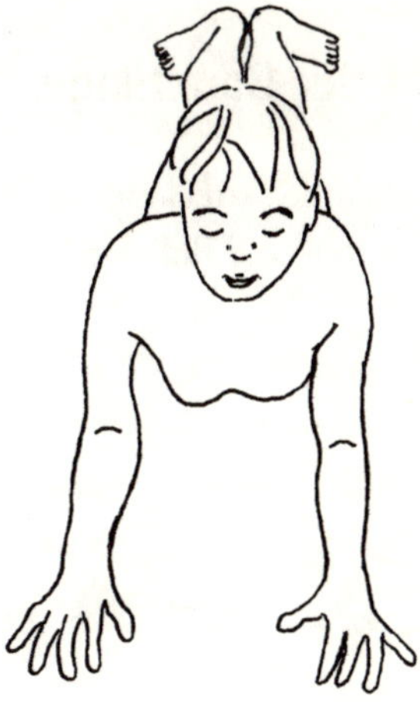

den Füße nach außen drehen – die Zehen zeigen also nach links und rechts. Die Fußsohle sollte gerade sein. Die Fersen werden Richtung Boden gedrückt. Dann beim Einatmen den Oberkörper längen und heben, die Ellbogen unter die Schultern legen, die Unterarme nach vorn und parallel mit den Handflächen nach unten auf den Boden. Ein paar Atemzüge in der Stellung verweilen, das Venusbein (manchmal auch Charmehügel oder auch Schambein – was gibt es da eigentlich zu schämen? – genannt) liegt fest auf dem Boden, der Rücken ist lang gestreckt. Der Blick verliert sich in der Ferne. Bevor es zu viel oder zu anstrengend wird, herausgehen und nachspüren.

Variation

Die Fußstellung bleibt gleich, doch diesmal werden die Arme aufgestützt, so daß das Gesicht in die Hände gelegt werden kann. Tief atmen.

Entspannung in der Bauchlage

Die Beine weit auseinander strecken, die Arme ebenso. Dabei darauf achten, daß Hüften und Pubes gut auf dem Boden liegen.

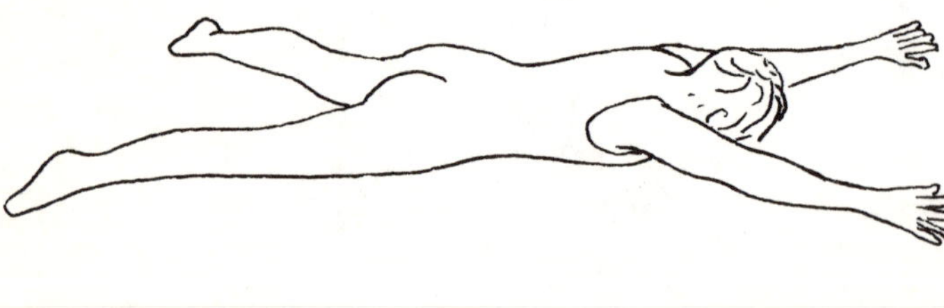

Meditation über das Gleichgewicht der Kräfte

Sich auf den Boden setzen, die Beine anwinkeln und den linken Fuß neben die linke Pobacke, den rechten Fuß an die rechte Gesäßhälfte legen. Also zwischen den Fersen sitzen. Man kann sich die Position auch erleichtern, indem man ein Kissen oder eine mehrfach gefaltete Decke unters Gesäß legt. Spüren, wie unterschiedlich die Beine sich anfühlen, und sich still und leicht fragen: Wie finde ich am besten mein Gleichgewicht? Welche Gegensätze möchte ich vereinen? Wie gelange ich vom Entweder-Oder zum Sowohl-Als-auch. Sich so einstimmen auf die eigene Schwingung... vielleicht entdecken wir dabei, daß die Welt nicht nur schwarz und weiß oder vielleicht auch noch grau ist, sondern kunterbunt. Es hängt alles von unserer Wahrnehmung ab.

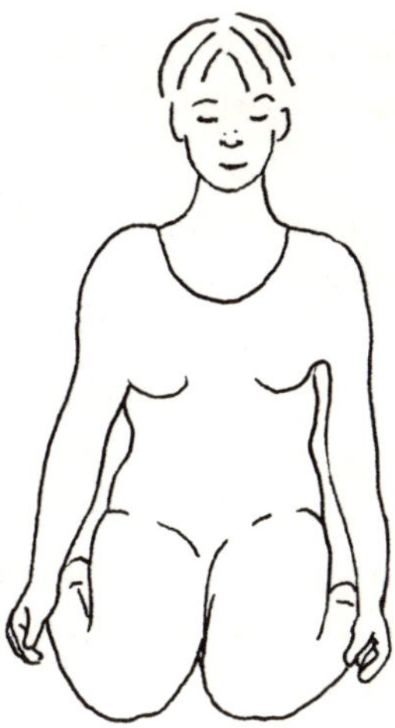

SKORPION

Himmel und Erde
was bewegt sich dazwischen
wie erfasse ich es

Skorpionmond mit seiner tiefgründigen Energie will herausfinden, wo die Wahrheit steckt. Radikal, ruhelos, resolut. Auf dem Grund des Sees muß doch etwas sein – die Psyche, ein Geheimnis, der reine Geist? Wie läßt es sich herausfinden? Durch wahrnehmen.

Die Wahrnehmung ist wichtig in dieser Zeit. Es gilt zu entdecken, ob die Gefühle mir etwas sagen, ob ich über den Körper etwas spüre oder die Gedanken aktiviert habe. In alltäglichen Situationen können wir unsere Wahrnehmung schulen – womit habe ich zuerst agiert oder auch reagiert? Sind es die Gefühle, die mir als erste etwas über die Umwelt oder meine eigene Befindlichkeit berichten? Spüre ich körperlich, empfinde mit den Sinnesorganen, was gerade los ist? Oder bin ich ein Gedankentyp, der als erstes über den Intellekt die Welt und sich selber wahrnimmt? Und was liegt eigentlich jenseits meines Körpers, was steckt hinter meinen Gefühlen, und wer denkt meine Gedanken? Dies ist nicht nur eine philosophische Spielerei, sondern auch ein Training für mein Gewahrsein, für mein bewußtes Erleben jeden Augenblicks. Indem wir eine Art Beobachterhaltung einnehmen, erkennen wir mehr und sind nicht mehr so stark durch unsere eigenen Projektionen, Erwartungen oder Vorstellungen eingeengt. Aus einer solchen freien Position heraus lassen sich dann auch viel leichter Entscheidungen treffen, die richtigen Handlungen realisieren. Dann handeln wir wahrscheinlich nicht mehr nach den von außen vorgegebenen Vorstellungen von richtig gleich gut und falsch gleich schlecht. Vielmehr lassen wir uns dann von unserer inneren Instanz leiten, der Weisheit, die in uns wohnt. Das Selbst, das Göttliche in uns, die Seele wird zu unserem Leitgestirn. Innere Wahrheit führt uns. Diese hat nichts mit verworrenen Gefühlen und falscher Sentimentalität zu tun, sondern ist sehr klar. Daran können wir sie erkennen.

Dann sind wir auch nicht länger Gefangene unserer Gefühle oder abhängig von unserem Körper oder befangen in unseren Gedankengespinsten, sondern können mit der Zeit, je mehr wir das Bewußtsein einer Beobachterin, eines Beobachters üben, klug und weise aus der Mitte heraus in Aktion treten. Welche Erleichterung, welche Stimmigkeit stellt sich ein, haben wir die innere Wahrheit erkannt.

Übung Adlerauge

Bei dieser Haltung werden verschiedene Energiebahnen gereinigt und durchlässig gemacht. Im Yoga heißen sie Nadis, in der traditionellen chinesischen Medizin sind sie uns als Meridiane vertraut. Je durchlässiger wir sind, um so besser können wir spüren, fühlen, ahnen, erkennen. Wir beginnen aus einem geraden und guten Stand heraus – die Füße sind dabei entweder nah beieinander oder bis zu hüftweit auseinander, aber nicht gespreizt – wir spüren zunächst einmal nur diese einfache Stellung. Wir erkunden den Stand der Dinge mit den Füßen, nehmen wahr, ob die Wirbelsäule sich gut aufrichtet, tragen den Kopf frei in der Verlängerung unserer Achse, lassen die Schultern entspannt hängen. Wir spüren unseren leicht dahinströmenden Atem. Im Rücken oder auf dem Gesäß falten wir die Hände der-

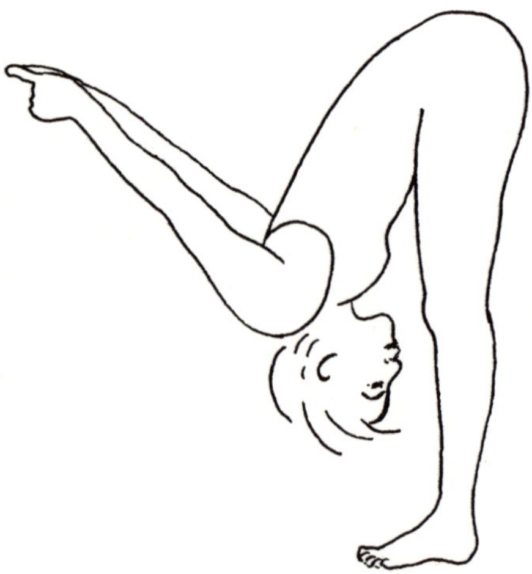

art, daß wir die Daumen ineinander verschränken, die Zeigefinger sind gestreckt und berühren sich, die restlichen drei Finger einer jeden Hand sind nach innen zum Handteller gebogen. Beim Ausatmen gehen wir mit dem Rumpf nach unten, heben beim Einatmen dann die solcherart zusammengefügten Finger und bleiben ca. fünf Atemzüge in dieser Position. Ausatmend legen wir die Arme und Hände zurück und kommen beim Einatmen dann mit dem Rumpf wieder hoch. Ein paar Atemzüge nachspüren, dann die Daumen anders herum verschränken und wieder für etwa fünf Atemzüge in die Position gehen.

Die Übung kräftigt den Atem, regt die Verdauung an, streckt den Rücken und belebt die Geschlechtsorgane. Sie eignet sich auch gut bei Verspannungen und Verkrampfungen aller Art, verbessert die Durchblutung des Kopfs, die auch den Sinnesorganen zugute kommt.

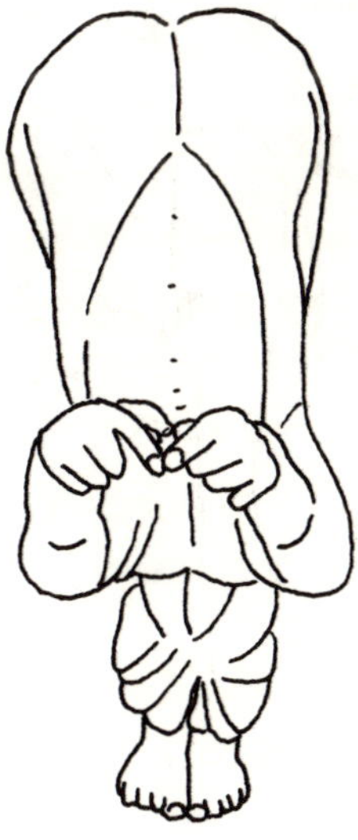

Entspannung an der Wand

Sich bequem an eine Wand anlehnen, der Rücken sollte gut Kontakt haben und angeschmiegt sein, die Beine stehen locker so weit von der Wand weg, wie wir uns wohl fühlen, und stützen also ebenfalls den Körper. Wir spüren dabei, wie der Rücken sich dehnt. Darauf achten, daß die Wand nicht zu kalt ist.

Wenn diese Entspannung nicht reicht, sich auf dem Boden ausstrecken und die Beine aufstellen, dabei eine Ferse auf das andere Knie legen. Nach geraumer Zeit die Beinstellung wechseln. Die Hände liegen entweder bequem neben dem Körper oder locker auf dem Becken. So läßt sich gut die Tiefe des Atems erkunden.

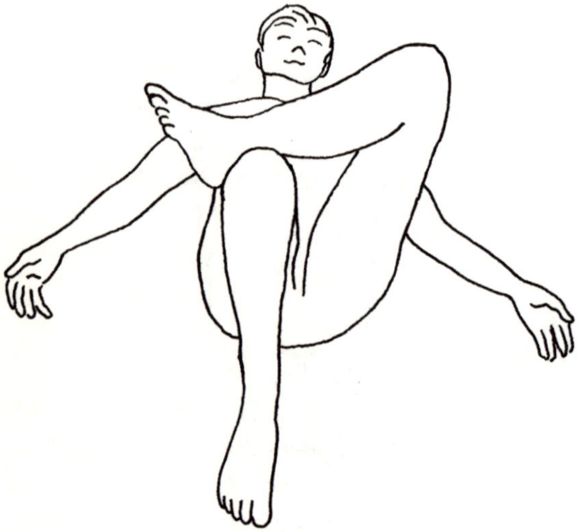

Meditation

Eine gute und bequeme Sitzposition wählen, sei es auf dem Boden oder auf einem Stuhl oder mit Hilfe von Sitzkissen oder Decken. Die Hände liegen wie Schalen ineinander, der Atem fließt tief und leicht. Die Konzentration, die innere Aufmerksamkeit, richtet sich auf den Punkt zwischen den Augenbrauen. Immer wieder zu diesem Punkt zurückkehren, wenn die Gedanken abschweifen wollen. Dieser Punkt zwischen den Augenbrauen, das sogenannte Dritte Auge, entspricht im Körper der Hypophyse, der Hirnanhangdrüse, die unseren Hormonhaushalt regelt. Dem Skorpion wird die Sexualität zugeordnet. So ist es gut, sich bei der Meditation auf das Organ der Steuerung unserer Drüsen zu beziehen. Man kann diesen Punkt auch mit einer Fingerkuppe zart streicheln oder massieren, um sich besser darauf konzentrieren zu können. Aufmerksam und achtsam wahrnehmen – gewahr sein.

SCHÜTZE

Der Weg ist das Ziel
drum wähl Deinen Weg genau
schau überall hin

Steht der Mond im Zeichen Schütze, fühlen wir uns unternehmungslustig und planen gerne Reisen. Doch wohin soll die Reise gehen? Fort, nur fort von hier? Dann stimmt etwas nicht. Vielleicht sollte eine innere Reise unternommen werden? In der Innenschau können wir genausoviel erleben wie in der Außenwelt. Mit unseren inneren Erfahrungen können wir auch neue Wege erkunden, uns mit anderen Weltanschauungen und fremden Philosophien befassen, uns in Religionen der unterschiedlichen Kulturkreise vertiefen, eine neue Sprache lernen – die Sprache der Toleranz.

Wir machen uns auf den Weg, sind aufmerksam bei jedem Schritt, achten auf alles, was unterwegs passiert. Wir lernen die Zeichen zu deuten. C. G. Jung prägte den Begriff der Synchronizität. Damit bezeichnete er sinnvolle «Zufälle», die wohl jeder schon erlebt hat. Wo gibt es verblüffende Verbindungen? Ich denke an eine bestimmte Person, und schon ruft sie an. Ich befasse mich mit meinen Träumen, und sie werden einprägsamer. Zufälle geschehen, weil wir innerlich eingestimmt sind. Im Zeichen Schütze können wir unsere inneren Ziele benennen, um einen Boden für Ereignisse zu schaffen, die uns fördern. Auch Denken und Fühlen sind Realitäten, und sie haben durchaus etwas mit dem zu tun, was uns außen begegnet. Gehen wir fröhlich in den Tag, treffen wir sicher ebenso heitere Menschen. Im Schützen haben wir großen Einfluß auf unsere Außenwelt, auf unsere Umgebung. Wie innen, so außen. Wenn der Weg das Ziel ist, wie so viele Religionen sagen, dann sollten wir doch einen schönen Weg wählen, dabei gleichwohl das Ziel nicht aus den Augen verlieren. Denn wer kein Ziel vor Augen hat, wird sich wohl kaum auf den Weg machen. Bei einigen indianischen Kulturen wird man direkt aufgefordert, «to walk the beauty way» – den Weg der Schönheit zu gehen:

Schönheit strömt aus
Schönheit strahlt in jede Richtung
Möge Schönheit vor mir liegen
Möge Schönheit hinter mir sein
Möge Schönheit unter mir liegen
Möge Schönheit über mir sein
Schönheit strahlt und strömt überall

(Navajo-Segensspruch,
mündlich überliefert von Dhyani Ywahoo)

Übung
Der Pfeil

Aufrecht sitzen, ein Bein ist entweder gerade nach vorn gestreckt oder – falls das Knie auf dem Boden ruhen kann – angewinkelt.

Das andere Bein heben und in die Hand nehmen, nach Möglichkeit das Bein strecken, auch die Rückseite des Beins, was nicht nur den Sehnen und Bändern wunderbare Dehnung verschafft, sondern auch den Blasenmeridian aktiviert.

Im Einatmen das Bein mit der Hand weit nach außen führen, beim Ausatmen das Bein nach innen drehen. Im eigenen Atemrhythmus ein paarmal dynamisch üben, dann auf jeder Seite ein paar Atemzüge verweilen. Wechseln und mit dem anderen Bein genauso üben, danach im Sitzen nachspüren oder liegend entspannen.

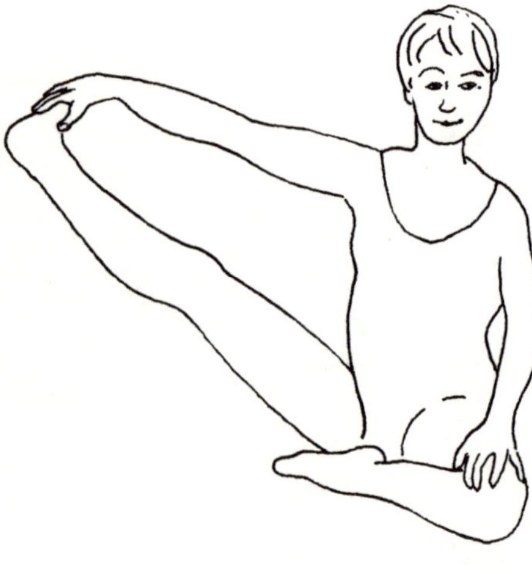

Fördert die Beweglichkeit des Hüftgelenks, strafft die Oberschenkel, die dem Schützen zugeordnet sind, beugt Cellulitis vor, wirkt auf alle Beckenorgane. Die Übung ist hilfreich bei Mensbeschwerden. Hier zeigt sich wieder ganz deutlich, wie wichtig ein kleines tägliches Übungsprogramm sein kann, denn wenn ich (fast) täglich übe, dann tauchen Menstruationskrämpfe und ähnliche Schmerzen wahrscheinlich gar nicht erst auf.

Entspannung

Bequem auf den Rücken legen, die Beine fallen etwa einen halben Meter locker auseinander. Die Hände liegen auf dem Becken. Zunächst den Atem wahrnehmen, sich am eigenen Rhythmus erfreuen. Nach einigen Atemzügen den Atem mit folgender Bewegung koordinieren: Beim Ausatmen werden die Füße nach innen gedreht, die Drehung wird auch im Becken, im Hüftgelenk sowie im Kreuzbeinbereich spürbar. Beim Einatmen fallen die Füße wieder locker nach außen. Mehrmals im eigenen Atemrhythmus bewußt und behutsam wiederholen.

Massiert die Oberschenkel, die oft ein Thema beim Schützen sind, und beugt Krampfadern, auch Hämorrhoiden vor. Beruhigt aus der Tiefe des Beckens heraus.

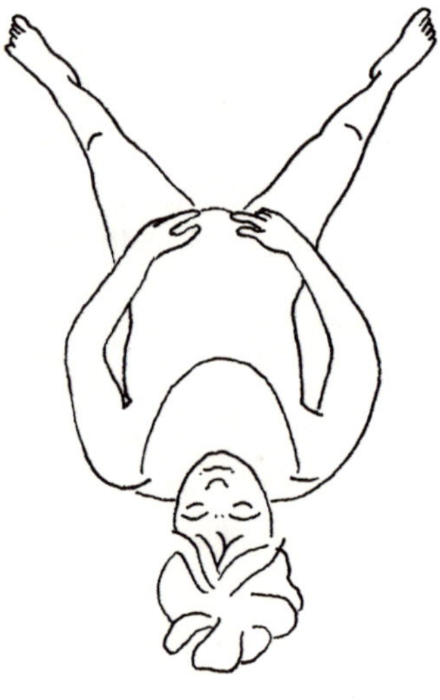

Meditation

Wähle eine angenehme Sitzhaltung, der Fersensitz wäre hier sehr passend; doch sollte dabei darauf geachtet werden, daß er leichtfällt und keine Spannung verursacht. Den Atem wahrnehmen und aus der Fülle der aktuellen Gedanken einen positiven herausgreifen und sich mit diesem befassen. Die Aufmerksamkeit wird immer wieder auf diesen einen förderlichen Gedanken gelenkt, so daß er stark genug werden kann, um die gewünschten Veränderungen herbeizuführen.

Zielgerichtet ziellos meditieren.

Dieses Paradoxon löst sich so auf: Konzentration auf eine innere Richtung, aber ohne auf die Ergebnisse zu schielen. Nichts erwarten, alles dreingeben. Vertrauen und Hingabe.

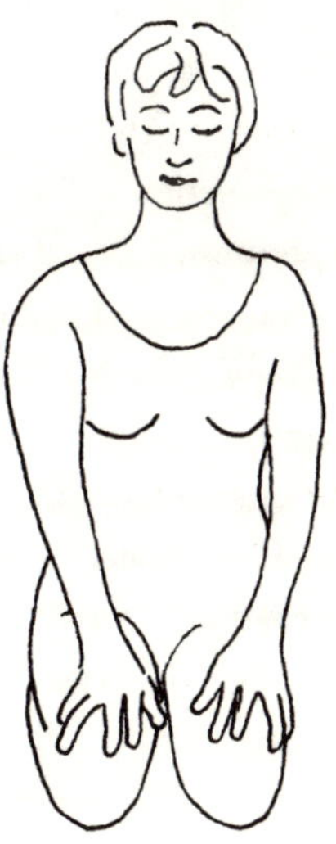

STEINBOCK

He Klarheit so neu
machst Du das Wesentliche
ah, Leichtigkeit gilt

Ein Steinbockmond verleiht Klarheit und Kraft. Wie einfach das Leben wird, sobald wir uns klar sind.

Doch wie schwer scheint der Weg zu mehr Klarheit – zu viele Reize strömen auf uns ein, zahlreiche Angebote wollen geprüft sein. Zumindest glauben wir das oft. Verlockungen gibt es genug. Klarheit hat viel mit innerer Einstellung zu tun. Möchte ich klar sein? Kompromisse werden dann kaum noch möglich sein, und Taktieren wird unerträglich. Klarheit heißt sehen, was ist, wahrnehmen. Heißt auch sehen, was zu tun ist, und danach handeln. Ein offenes Herz gehört dazu, um zu erkennen, was wirklich wesentlich ist, zu meinem eigenen Wesen gehört oder zum Wesen der Menschen um mich herum oder zum Wesen der Dinge. Wende ich mich dem Wesentlichen zu, fällt Unwesentliches von selbst ab. Dann bin ich nicht nur frei von Personen oder Dingen, sondern auch frei für etwas Neues.

Mit dem Mond im Steinbock lassen sich wichtige Dinge erledigen. Wir können Verantwortung übernehmen, Antworten geben. Wir spüren die Treue zu uns selbst, zu unserem wahren Selbst. Die Wahrheit liegt uns auf der Zunge, falsche Töne werden hörbar, Mißtöne offenkundig. Ein Steinbockmond macht uns empfänglich für tiefe Gespräche, wir können die Gleichwertigkeit der Menschen erkennen. Small talk wird unnötig, wir halten sogar Schweigen aus und erfassen die Botschaften, die darin liegen. Wir fühlen uns leicht und frei, genießen Phasen des Alleinseins oder sind bewußt mit Menschen zusammen, die sich auch schweigend verständigen können. Wie kostbar doch Raum und Zeit sind, und wie tief reichen Verbindungen, Beziehungen auf diesen direkten Ebenen.

Übung
Die Tänzerin/der Tänzer

steht auf einem Bein, nach Möglichkeit ist die Rückseite des Beins lang, und das heißt zwar gerade, aber es bedeutet nicht, die Kniekehlen steif durchzudrücken. Bitte diesen Unterschied fühlen und beachten. Oberkörper, Arme und das andere Bein sind waagrecht zum Boden. So schaut diese Haltung im Endeffekt aus, und so gehen wir hinein:

Gerade und locker auf beiden Beinen auf einer stabilen, festen Unterlage stehen. Den Atem tief im Becken spüren. Sich in dieser Haltung gut plazieren. Langsam das Gewicht auf ein

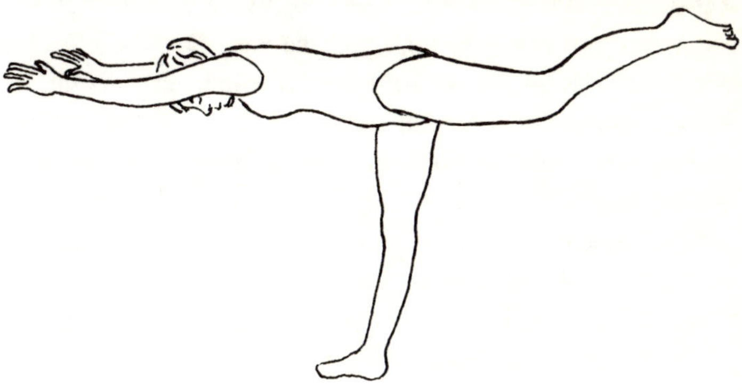

Bein verlagern. Die Arme nach oben über den Kopf strecken, wobei der Kopf zwischen den Oberarmen bleibt. Im Einatmen oder beim Ausatmen in die Stellung gehen und sich mit dem Gewicht gut auf dem Standbein verankern. Tief atmen, gut den eigenen Körper, seine Stellung im Raum wahrnehmen. Die Hüften sind parallel zum Boden, das hochgestreckte Bein wird also nicht aus der Hüfte herausgedreht. So lange in der Stellung tief und gleichmäßig atmend verweilen, wie es das Gleichgewicht zuläßt. Dabei wissen wir, daß Gleichgewicht ja nie ein starres Verharren bedeutet, sondern eben ein Schwanken und Schwingen enthält. Dann aus- oder einatmend bewußt herausgehen und zunächst im Stehen der gerade geübten Form nachspüren. Dann kommt die andere Seite dran. Auch da zum Schluß wieder stehend die Übung nachklingen lassen und ihre Erfahrungen sammeln. Am Anfang kann man auch getrost an einer Wand üben.

Hier noch eine Variante, die stärker die Nieren wie auch die Thymusdrüse anregt: Gut auf beiden Füßen stehen, ein Bein anwinkeln, und zwar so, daß die Ferse zum Gesäß nach hinten reicht, die Knie sollten parallel bleiben. Mit einer Hand die Ferse fassen, den anderen Arm am Ohr entlang nach oben strecken. Aus dieser Haltung beugt man sich nach vorn und zieht gleichzeitig den Fuß mit der Hand vom Po weg. Der ausgestreckte Arm und der Kopf gehen nach vorn, der Arm bleibt am Ohr. Einige Atemzüge in der Stellung verweilen, dann die Beinstellung wechseln und nachher noch die Armhaltung, so daß vier Varianten geübt werden: einmal rechte Hand am rechten Fuß und auf dem linken Bein stehen, dann linke Hand am rechten Fuß und auf dem linken Bein stehen, und auf dem rechten Bein stehend ebenfalls den linken Fuß einmal mit der rechten und beim nächstenmal mit der linken Hand fassen.

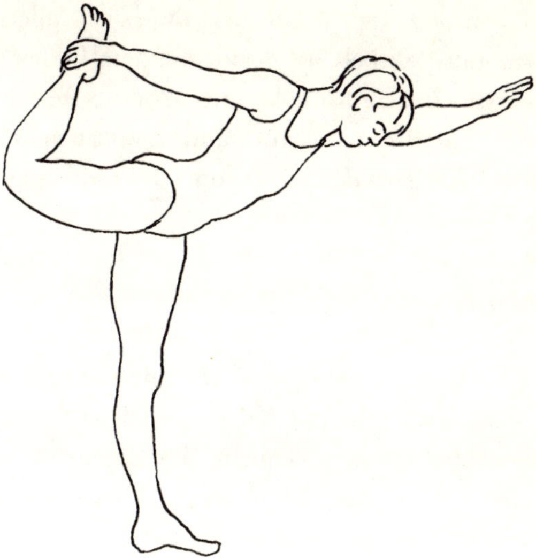

Diese Übung bietet wunderbare Möglichkeiten der Körpererfahrung. Immer wieder läßt sich der Gleichgewichtssinn, das Empfinden von Zeit und Raum, die eigene Kraft erkunden. Sie kräftigt und strafft nicht nur alle großen Muskeln, sondern schult den Gleichgewichtssinn, weckt die Willensstärke, öffnet im Beckenraum, bringt ein neues Gefühl für Mutter Erde, das Universum in den Körper.

Entspannung

In der Rückenlage die Füße aufstellen, so daß der Rücken gut auf dem Boden aufliegt. Die Arme liegen locker neben dem Rumpf. Ein paarmal den Kopf hin- und herdrehen, bis die Lage stimmt. Dann den Kopf heben und ihn beim Ablegen in der Verlängerung der Wirbelsäule gerade auf dem Boden plazieren. Im tiefen Atmen den Kontakt mit dem Boden (der Matte, Decke oder Unterlage zunächst) und dann auch mit Mutter Erde spüren. Sich ganz der Schwerkraft der Erde hingeben.

Meditation

Auf einem Fuß sitzen, das Bein ist also angewinkelt, das andere Bein ebenfalls anwinkeln und den Fuß auf den Oberschenkel legen. Ist diese Haltung zu unbequem, eine angenehmere Position wählen, zum Beispiel den Schneidersitz. Den Atem im ganzen Körper wahrnehmen und sich großzügig davon durchströmen lassen.

Mehr nicht. Nicht weniger. Da sein.
Mit leeren Händen geboren
Mit leeren Händen gestorben
Ich habe das Leben in seiner ganzen Fülle kennengelernt
mit leeren Händen

(aus: Marlo Morgan, Traumfänger, Goldmann Verlag München 1995, Seite 9)

WASSERMANN

Freiheit – und wovon?
weiter bringt die Freiheit zu
dann entsteht Leben

Fast alle wollen frei sein und meistens frei von – den Fesseln des Alltags, den Frustrationen des täglichen Mühens, den Forderungen der Arbeit, der Furcht vor der Zukunft ... und dann? Wenn ich frei bin von allem – bin ich dann wirklich frei? Bin ich fähig, die Freiheit auszuhalten, oder fülle ich die Leere mit sinnlosem Geschwafel an? Aus dem Drang, frei zu sein, entsteht oft ein Kampf gegen. Und so fließt eine Menge Energie in das Sichwehren gegen dies und das, kämpfen gegen das, was man nicht möchte oder ablehnt. Bleibt dann noch Energie, um etwas aufzubauen? Da der Tag- und-Nacht-Zyklus auf Erden einfach nur 24 Stunden umfaßt und ich irgendwann auch Schlaf brauche, stelle ich mir oft die Frage, wofür ich meine Energie, mein Potential einsetzen möchte. Ich entscheide mich gern für etwas, das ich verwirklichen möchte. Für Projekte, die der Vision einer besseren Welt entspringen, für Menschen, mit denen ich zusammensein mag und mit denen gemeinsam ich vielleicht etwas kreiere, schaffe, erarbeite, gestalte, Ideen entwickle, die weiterbringen – im umfassenden Sinn. Dann geht es mir meistens gut, und ich kann sehen, was daraus entsteht, habe nicht das Gefühl, meine Kräfte verpufft zu haben. Ein Wassermannmond stellt die Frage nach der Freiheit, er macht rebellisch, fördert aber auch Visionen, unterstützt Utopien, erwartet Neues mit Spannung. Der Mond im Wassermann liebt die Freiheit, das Ungebundensein, die Unabhängigkeit – wie wär's, wenn man sich auch mal mit der Tatsache befaßt, daß wir gegenseitig aufeinander angewiesen sind? Denn so schön die Independenz, die Unabhängigkeit, scheinen mag – sie entspricht nicht ganz der Realität, da müßten wir schon vollkommen autonom und autark leben. Doch wir nutzen vieles, was erst durch ein Gemeinwesen, durch Gemeinschaft entsteht – Straßen, Strom, Wasserversorgung und vieles mehr. Vielleicht sollten wir diesen Dingen mehr Respekt zollen, vor allem den Menschen, die da oft auch in Nachtschichten für uns alle arbeiten. Auch so kann sich die Gesellschaft verändern. Beim Mond im Wassermann können wir selbstloses Handeln üben. Wir können in unseren Träumen nach Visionen und Vorstellungen, Vorschlägen zur Veränderung der Welt fragen. Unser Denken, Sinnen, Spinnen, Weben wird angeregt, neue Formen zu suchen. Es steht uns frei, Entschlüsse für das Bessere zu fassen. Nur Mut! Ausprobieren tut gut…

Übung
Die Amazone

Zunächst aufmerksam gerade stehen, die Füße vermitteln gut den Kontakt mit der Erde, die Beine fühlen sich angenehm an, der Rücken ist gerade, das Becken leicht aufgerichtet, die Schultern sind frei, der Kopf richtet sich in der Verlängerung der Wirbelsäule frei auf dem Hals auf. Tief atmen, ein paar Atemzüge lang diese schöne, gerade Haltung erspüren – sich wie ein Baum fühlen, fest verwurzelt in der Erde, hochaufgerichtet zum Himmel. Sich als Mensch in der Verbindung der beiden Elemente wahrnehmen.

Dann mit einem kecken Sprung in eine Grätsche kommen. Auch diesen gegrätschten Stand ein paar Atemzüge lang erfühlen. Der Abstand zwischen den Füßen darf weder zu groß noch zu klein sein, man sollte sich stabil und sicher fühlen. Als nächstes dreht man einen Fuß nach außen, verweilt darin ein

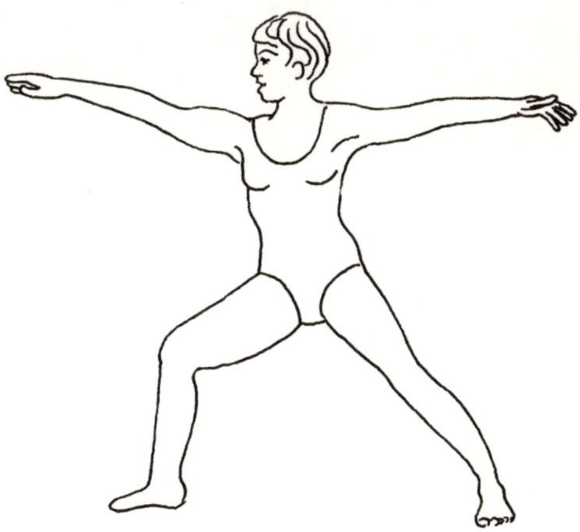

paar Atemzüge und spürt die Kraft im Becken. Bei diesem Gespür der Beckenkraft bleibt man während der gesamten Übung. Bei dieser Haltung auch darauf achten, daß die Fersen in einer Linie sind und die Fußgewölbe schön tragen.

Nun wird das nach außen gedrehte Bein angewinkelt, wieder hinspüren, und als letztes breitet man die Arme in Schulterhöhe auseinander und schaut nach vorn in Richtung des angewinkelten Beins. Tief atmen, die Stärke im Unterleib spüren. Langsam, nach Möglichkeit wieder Schritt für Schritt, aus der Stellung herausgehen und immer wieder die Veränderungen wahrnehmen.

In gleicher Weise nach der anderen Seite üben.

Variation

In der letzten Stufe sich ganz nach vorn drehen, die Arme gestreckt sowie weit nach oben und hinten über den Kopf heben, sich wölben und dehnen, zusätzlich zur offenen Weite des Beckens den Herzraum öffnen. In diesen Haltungen spürt man Kraft und Weite, kann man die Energien lenken lernen, Standfestigkeit und Mut werden gefördert. Alle Muskeln werden gekräftigt.

Entspannung

Wähle eine Lage, die angenehm ist und dich ruhig werden läßt. Der Atem strömt ruhig und regelmäßig im ureigenen Rhythmus regenerierend. Jede Körperzelle kann sich in der Entspannung erneuern. Aus dieser tiefen Einkehr beim eigenen Selbst erwächst Energie.

Meditation

Sitze aufrecht und gerade auf einem Stuhl oder Hocker, die Füße sollten guten Bodenkontakt haben, der Rücken richtet sich aus eigener Kraft auf, wenn es geht. Sonst lieber anlehnen und eine entspannte Sitzhaltung einnehmen. Der Atem fließt frei und großzügig durch den ganzen Körper, die Aufmerksamkeit richtet sich auf die im Atem spürbar werdende Freiheit.

FISCHE

Den Namen sagen
zwischen Himmel und Erde
den Namen hören

Namaste oder *Namaskar* – dieser aus dem altindischen Sanskrit stammende Gruß bedeutet wörtlich: alle Namen grüßen. All die Namen für das Göttliche nennen, Göttinnen und Götter anrufen, das Göttliche in allem, in allen grüßen. «Grüß Gott» heißt es in Bayern. In vielen Kulturen wird nicht nur die Person gegrüßt, der man gegenübersteht, sondern auch das, was durch den Menschen hindurchströmt (lat. personare), das, was ihn beseelt. Manchmal werden die AhnInnen im Gruß mit angesprochen, oft das Göttliche oder das, was keinen Namen hat oder die Essenz allen Seins ist.

Steht der Mond in den Fischen, finden wir leicht einen Zugang zum Übernatürlichen, Übersinnlichen – zu dem, was jenseits unserer üblichen Vorstellungen liegt. Wir spüren eine Liebe zu allem, möchten uns verströmen, fühlen vielleicht Mitleid – doch halt, da kann leicht etwas Falsches entstehen. Wir brauchen nämlich nicht mitzuleiden, damit ist niemandem gedient, dadurch wird nichts besser. Mitgefühl ist angesagt, damit wir klar bleiben und eventuell notwendige (die Not wendende) Schritte einleiten können. Wie weich und zart so ein Fischemond ist, wie gefühlvoll. Wir können einen Zugang zu der Fülle unserer Gefühle finden, wie ein Fisch im Ozean des Fühlens baden.

Welch ein Reichtum sind doch die Emotionen, das, was uns bewegt. Unser Herz fließt über, wem können wir damit eine Freude machen ... der Phantasie sind keine Grenzen gesetzt. Vielleicht wollen wir spontan jemandem etwas schenken, und sei es nur ein Lachen, ein Lächeln. Schon hellt sich der Alltag auf, wird leuchtend, und mehr Menschen strahlen. Wie leicht dies doch geht.

Übung
Fisch

Auf dem Rücken liegen, Beine und Füße zusammen, der Po drückt gut auf den Boden. Den Brustkorb hochwölben, den Kopf weit nach hinten beugen und ein wenig Gewicht vom Rumpf darauf verteilen. Der ganze Rücken ist hochgewölbt, der Brustkorb weit offen, die Hände können gefaltet (sollen die Flossen des Fischs darstellen) auf das Brustbein gelegt werden. So lange in der Stellung verweilen, wie sie guttut, danach wieder entspannen und nachspüren. Die Tiefe und Weite des Atems entdecken. Die Übung unterstützt eine gute Brustkorbatmung, die Flanken werden ebenfalls gedehnt, die Abwehrkräfte stimuliert, das Herz (auch im übertragenen Sinn) öffnet sich, der Hals wird frei und gestreckt.

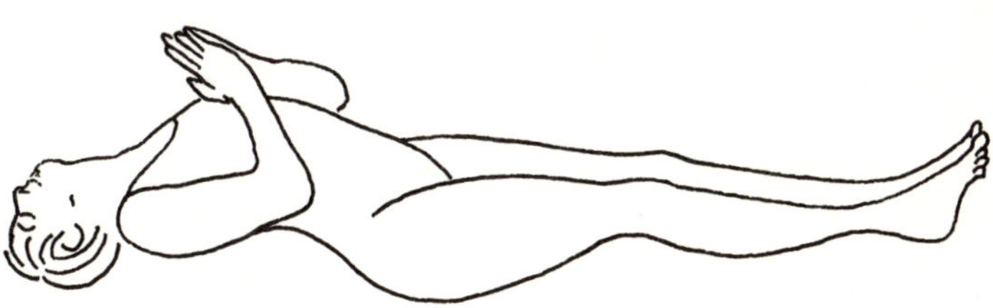

Variation

Die Beine anwinkeln, Fußsohlen zusammenlegen, die Arme tief unter den Rücken legen, so daß die Hände das Gesäß tragen und das Gewicht sich auf den Unterarmen verteilt. Ebenfalls den Brustkorb wölben, die Arme weit nach innen unter den Rücken geben, so daß die Hände das Gesäß stützen und das Gewicht auf die Unterarme verteilt wird. Kraftvoll und tief atmen und so lange in der Position bleiben, wie sie guttut. Behutsam die Stellung lösen.

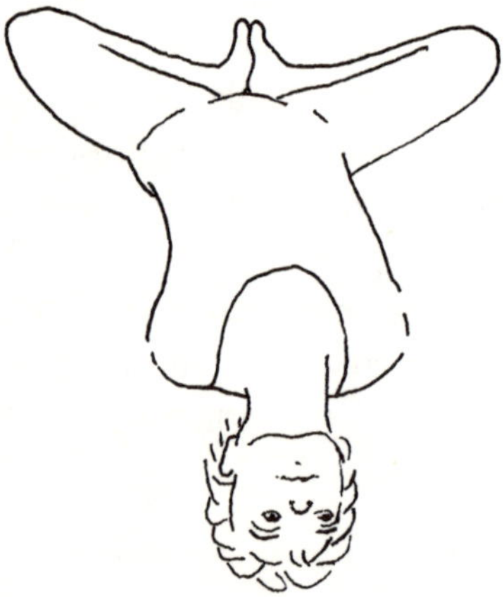

Einfache Form

Wem die beiden vorangegangenen Haltungen zu schwierig erscheinen, probiere diese Variante aus: Ganz entspannt hinlegen, die Beine bequem auseinanderfallen lassen, die Arme weit unter den Rücken schieben, so daß die Ellbogen nicht mehr herausschauen. Den Brustkorb hochwölben und das Gewicht gut auf die Unterarme verteilen, so daß der Kopf kaum noch Gewicht tragen muß. Tief und fein atmen, wenn es genug war, aus der Stellung herausgehen und gut nachspüren, vielleicht auch den Kopf ein paarmal hin und her rollen, um den Hals und den Nacken zu entspannen.

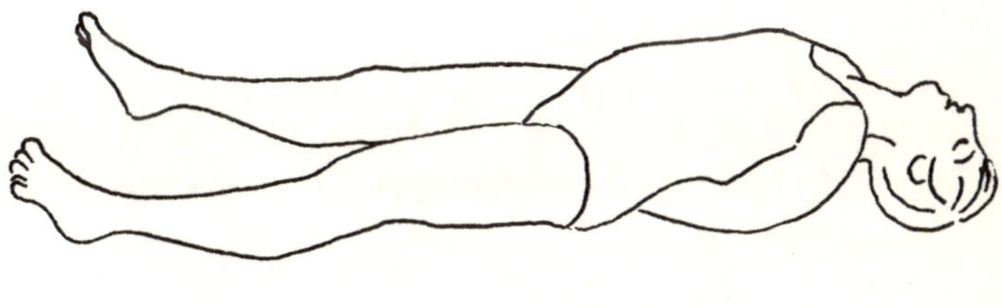

Atemübung

In einer angenehmen Sitzhaltung die Hände wie Schalen in den Schoß legen und mit dem Ausatmen die Schalen nach oben über den Kopf führen, mit dem Einatmen wieder nach unten. Achten wir darauf, daß die Schalen nicht ausgekippt werden, so werden auch die inneren Armmuskeln betätigt, der Brustkorb weitet sich. Für das Füllen und Leeren der Schalen nutzen wir den Atem, wir können aber auch uns selbst eine Symbolik dazu ausdenken, zum Beispiel, daß wir beim Ausatmen alles abgeben und beim Einatmen vom Universum beschenkt werden.

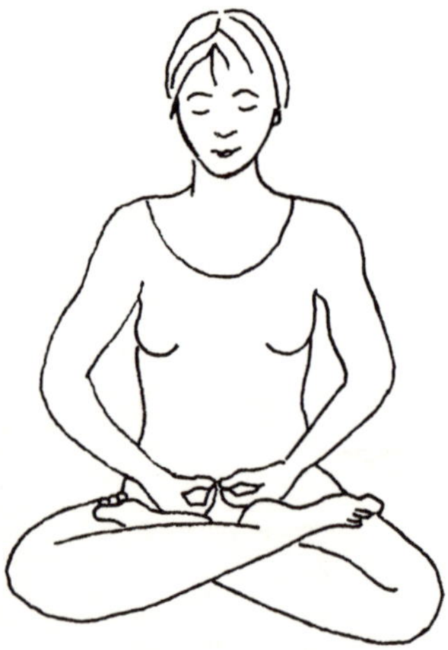

Meditation

In einer selbstgewählten guten Sitzweise befassen wir uns mit den Kräften des Herzens, mit der Liebe, die von dort ausströmen darf.

Häuser – der Mond scheint auf alle Türen

«Der Mond scheint auf alle Türen» lautet ein Aphorismus aus dem chinesischen Zen-Buddhismus. Das scheint mir ein passendes Bild, um die Stationen des Mondes in den einzelnen astrologischen Häusern aufzuzeigen.

Das astrologische Häusersystem teilt symbolisch den Raum um die Erde in zwölf Abschnitte. Ausgehend von der genauen Geburtszeit, die das im Osten aufsteigende Zeichen definiert, also den Aszendenten bestimmt, werden je nach Astrologieschule und je nach Einbeziehung der Ekliptik die zwölf Häuser festgelegt und entsprechend gedeutet.

Ich stelle mir ein Horoskop manchmal wie ein Haus mit zwölf Zimmern vor oder imaginiere zwölf verschiedene Kleidungsstücke, um die in der traditionellen Astrologie als Häuser benannten Qualitäten zu verdeutlichen.

Lassen wir den Mond also auf jede Tür scheinen, öffnen wir die Tür und schauen, wie es drinnen aussieht. Alsdann spielen wir wieder mit einer Übung, die uns das Zimmer, das Haus behaglicher macht. Auch da gilt: Nichts auf der Welt ist statisch, alles ist im stetigen Wandel begriffen – selbst uns tot erscheinende Steine haben einen, extrem langsamen, Stoffwechsel, nur leben wir nicht lang genug, um ihn mitzubekommen.

ERSTES HAUS

Aszendent = erstes Haus oder der Eingang

Hereinspaziert, hereinspaziert, kann es hier heißen, und die Tür wird weit geöffnet. Oder die Haustür öffnet sich nur einen Spalt, und eine sehr vorsichtige Stimme fragt erst mal nach dem Begehr. Oder die Tür bleibt ganz verschlossen, und man muß schon Sturm läuten, um gehört zu werden.

Der Möglichkeiten gibt es viele, je nachdem, wie unser erstes Haus aussieht, welchen Aszendenten wir haben, welche Planeten sich im ersten Haus befinden.

Das erste Haus zeigt an, wie wir an etwas herangehen, wie wir uns nach außen darstellen; es definiert unsere Hülle. Wie sieht das Haus von außen aus? Welchen Eindruck macht es, machen wir? Welche Stimmung verbreitet sich? Lädt es zum Verweilen ein? Ist es auffällig, ungewöhnlich? Fällt es total aus der Reihe? Steht es einsam da oder inmitten anderer Häuser? Ein Mond im ersten Haus – sei es im Geburtshoroskop oder im Solar oder einfach ein Transit (der aktuelle Mond wandert gerade durch unser erstes Haus des Grundhoroskops) – gibt uns die Möglichkeit, unsere Selbstwertgefühle zu betrachten. Kurz noch ein paar Worte zum besseren Verständnis der Astrologie: Wenn Sie Ihr Geburtshoroskop betrachten, so haben Sie damit gewissermaßen die Himmelskarte zum Zeitpunkt Ihrer Geburt vor sich. Man nennt dieses Horoskop auch Radix, weil es gewissermaßen die Wurzel für die weiteren Lebensstationen vorgibt. Das erste Haus findet man links unter dem Aszendenten, und die Einteilung der Häuser ergibt sich aus Längen- und Breitengrad des Geburtsorts, wobei die verschiedenen astrologischen Schulen unterschiedliche Systeme für die Hauszuordnung anwenden, Transite sind Übergänge von Planeten über das Geburtshoroskop. Beim Mond geht das so schnell, da er ja in einem Monat den ganzen Tierkreis durchwandert, daß er eigentlich nur zur Beurteilung von Stimmungen herangezogen wird. Solarhoroskop nennt man ein Horoskop, das für ein neues Lebensjahr, vom Stand der Sonne ausgehend, erstellt wird.

Nun wieder zum ersten Haus. Dort können wir auch unsere Wirkung auf andere wahrnehmen. Und hier in diesem Bereich sehen wir, ob und wie wir uns abgrenzen, wie schwer oder leicht uns dies fällt. Ein Mond gleich zu Beginn wird uns auch auf alte Verletzungen hinweisen, uns aufzeigen, wie wir liebevoll loslassen können. «Ich segne, was mich verläßt» lautet ein alter Spruch, den die Atemlehrerin Eva Regine Hörmann aus München auch für eine gute Ausatmung empfiehlt.

Der Eingang, die Fassade, was fällt uns noch auf? Gibt es Fenster? An welchen Stellen und wie viele? Ist das Haus frisch verputzt? Oder macht es äußerlich gar nicht viel her? Wie präsentieren wir uns nach außen? So wie wir sind, oder errichten wir gar Potemkinsche Dörfer? Scheint das Sein durch unser Äußeres hindurch, oder scheint alles nur so? Sind wir echt und authentisch? Passen wir in unsere Umgebung – was nicht Selbstaufgabe heißen muß?

Wenn der Mond beim ersten Haus vorbeikommt, können wir immer wieder unser Selbstbild hinterfragen und unser Image abklopfen – vielleicht brauchen wir gar kein Selbst zu stilisieren? Unsere Welt ist voll von Stilisierungen, Typisierungen, Katalogisierungen. Beim Mond im ersten Haus können wir üben, im Moment präsent zu sein.

Himmelhoch jauchzen
erdenfest landen, hoffen:
Himmel küßt Erde

Übung
Halbmond in der Rückenlage

Diese Übung kräftigt den gesamten Rumpf, besonders aber Rücken- und Bauchmuskulatur. Wenn wir uns darin halten können, merken wir sehr schnell, wieviel Energie wirklich da ist.

Auf den Rücken legen, zunächst die Lage auf dem Boden erspüren und sich gut entspannen. Wahrnehmen, wo der Körper aufliegt und wo nicht, die Unterschiede gut spüren. Sodann tief in Brust, Bauch und Becken atmen und deutlich auch die Muskeln auf der Vorderseite des Körpers fühlen. Auch im Beckenraum befinden sich starke Muskeln! Dann legen wir die Beine zusammen und strecken die Hände Richtung Oberschenkel, mit dem Ausatmen heben wir Beine und Oberkörper zart an und senken uns wieder mit der Einatmung. Die Augen sollten sich auf der gleichen Höhe wie die Zehennägel befinden, das heißt, wir heben die Beine nur so hoch, daß diese Proportionen stimmen. Auch die Hände können auf die gleiche Höhe angehoben werden. Die Schulterblätter bleiben auf dem Boden. Nachdem wir uns ein paarmal gehoben und gesenkt haben, können wir einige tiefe Atemzüge lang in der angespannten Haltung verwei-

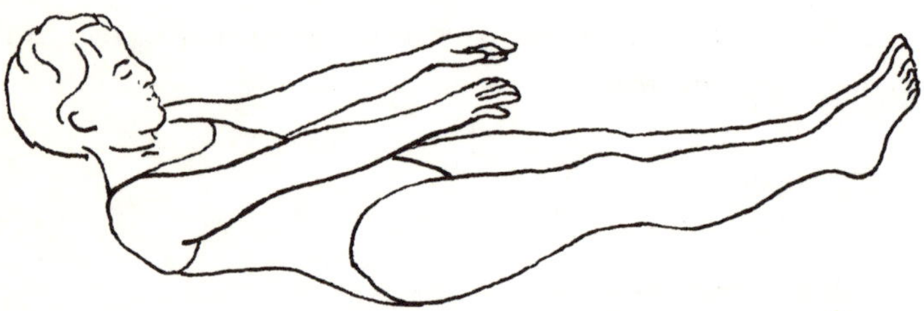

len. Dabei darauf achten, daß wirklich auch die Beckenmuskeln mit unterstützen und der Atem frei fließen kann. Bevor die Kräfte schwinden, aus der Stellung herausgehen und die Wirkungen nachklingen lassen. Wenn die Übung Freude macht und um sich selber auch bewußter den Herausforderungen dieser Position zu stellen, kann sie durchaus einmal oder gar mehrmals wiederholt werden. Doch sollten wir nicht über unsere Grenzen gehen, diese vielmehr würdigen und darauf vertrauen, daß morgen, beim nächsten Üben, alles schon wieder anders sein wird.

Entspannung
Yoga Mudra – Haltung der Energie

Auf den Fersen sitzen, die Knie sind entweder beisammen oder gespreizt, sacht den Kopf nach vorn beugen, die Arme so auf den Boden legen, daß die Handflächen nach oben zeigen, sanft den Kopf einrollen und auf die Unterarme legen. Nach innen spüren, entspannen. Wer bin ich? Welche Antwort erhalte ich aus der Tiefe meines Innern?

Meditation

über den ersten Atemzug. Eine gute Sitzhaltung einnehmen, sei es auf dem Boden oder auf einem Stuhl, und jeden Atemzug wie den ersten des Lebens – jetzt – erleben. Einatmen und ausatmen, jedesmal neu wie beim allerersten Mal. Kein Atem gleicht dem anderen.

DAS ZWEITE HAUS

Wir treten von der Diele, vom Flur, von der Eingangshalle in die gute Stube, ins Wohnzimmer: Wie viele Dinge wurden da angehäuft? Was wird aufgehoben? Welche Art von Besitz erkennen wir da? Hier erfahren wir etwas über unsere Wertvorstellungen, über das, was wir für wichtig erachten, was uns kostbar ist. Das können materielle Werte ebenso sein wie geistige oder seelische. Auf die eine oder andere Weise sind wir verhaftet, hängen vielleicht nicht gerade am Geld, aber möglicherweise an bestimmten Gefühlen und holen die immer wieder hervor. Oder wir sammeln Wissen an, ohne je daran zu denken, auch diesen Schatz weiterzugeben. Natürlich ist es fein, sich immer wieder weiterzubilden, Lernen bringt ja auch Spaß, doch glaube ich, daß es eine Verpflichtung der Allgemeinheit gegenüber, den Jüngeren, den Nachkommen gegenüber, gibt, Wissen und Weisheiten auch weiter zu vermitteln. Lassen wir diese Stimmung auf uns wirken und schauen uns in diesem zweiten Haus oder Zimmer um. Wie ist der erste Eindruck? Macht es Spaß, sich darin aufzuhalten, oder ist es ob der Fülle an Dingen eher ungemütlich? Welche Ordnung hat es? Fühlen wir uns wohl, können wir uns noch einbringen, oder gibt es keinen Platz mehr für Neues? Welches Verhältnis haben wir zu Besitz? Betrachten wir unsere damit verbundenen Gefühle einmal ganz wertfrei. Das kann eine gute Übung sein, um sich aus alten Mustern zu lösen, frei zu werden für die Leere oder die Fülle oder das, was dazwischen liegt.

Wünsche wehen weit
Sehnsucht hält sie fest – wie schwer
das Loslassen fällt

Übung
Schildkröte

Ganz bei sich einkehren heißt es in dieser Übung. Sie wirkt ausgesprochen wohltuend auf unsere Verdauung, stärkt die Beckenorgane, dehnt den Rücken und beseitigt Überflüssiges, wie beispielsweise Fettpolster.

Gut auf die Sitzhöcker setzen, die Beine weit auf dem Boden grätschen, eventuell die Knie anwinkeln. Sich tief aus dem unteren Rücken heraus dehnen und strecken und beim Ausatmen mit dieser schönen Länge nach vorn beugen. Den eigenen Atemrhythmus kommen lassen und mit einem Arm unter dem Oberschenkel hindurchkrabbeln, das gleiche mit dem andern Arm auf der andern Seite. Ohne die Dehnung und Streckung zu vernachlässigen, den Rumpf wie auch den Kopf weiter in Richtung Boden bringen. Mit der Zeit werden die Hände sich hinter dem Gesäß berühren können. Gut Ding will Weile haben. In der Haltung so lange verweilen, wie sie angenehm ist – der Atem sollte frei und ungehindert strömen können. Dann langsam aus

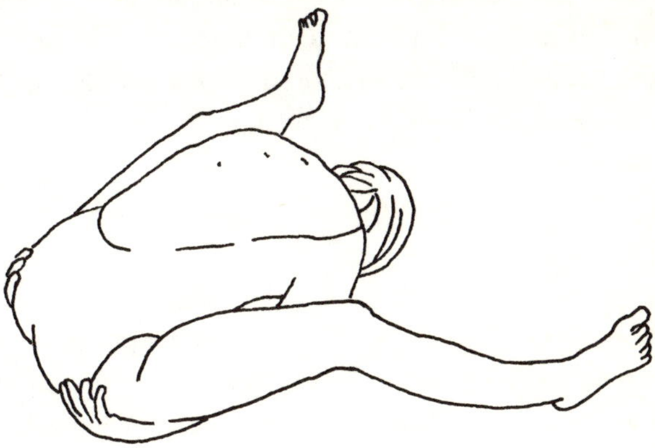

der Stellung herauskommen und sich räkeln und recken. Auf den Rücken legen und nachspüren: Welches Gefühl habe ich, wenn ich so bei mir einkehre? Welche Empfindungen entstehen in meinem Bauch, in meiner Mitte? Kann ich meinen Körper als mein Haus empfinden? Fühle ich mich für mein Gesundsein verantwortlich?

Aus all diesen Gedankengängen und Vorstellungen entwickelt sich vielleicht die Lust, noch ein zweites Mal in die Stellung der Schildkröte hineinzugleiten – meist gelingt der zweite Anlauf nach intensiver auch geistiger Beschäftigung mit dem Thema schon sehr viel geschmeidiger.

Gerade bei der Schildkröte zeigt sich sehr deutlich, daß die Yogahaltungen ihre Namen nicht umsonst haben, sondern immer auch symbolische Hinweise und Anregungen geben.

Entspannung

Auf den Bauch legen, auf eine gute und angenehme Weite im Rücken achten, die Beine weit von sich strecken und die Arme oben über den Kopf hinaus dehnen und auf dem Boden ausbreiten. Tief in den Rücken atmen und spüren, wie die Vorderseite des Körpers im Einatmen gen Boden sinkt und im Ausatmen immer leichter wird.

Meditation

Eine feste und freie Sitzweise wählen, zum Beispiel ganz einfach den sogenannten Schneidersitz, also auf dem Boden sitzen, die Beine anwinkeln und bequem unter- oder übereinanderschlagen. Die Hände ruhen entweder ineinandergelegt im Schoß oder liegen auf den Knien. Dem Atem lauschen, nach innen spüren, zum eigenen Wesen hin. Denn was mir zu eigen ist, sind nicht äußere Besitztümer, sondern innere Werte.

Im Atemhaus
Unsichtbare Brücken spannen
von dir zu Menschen und Dingen
von der Luft zu deinem Atem
Mit Blumen sprechen
wie mit Menschen
die du liebst
Im Atemhaus wohnen
eine Menschblumenzeit

(aus: Rose Ausländer: Gesammelte Werke in 8 Bänden, Hrsg. von H. Braun, Fischer Verlag Frankurt a. M. 1984–1990, Bd. 5, S. 23)

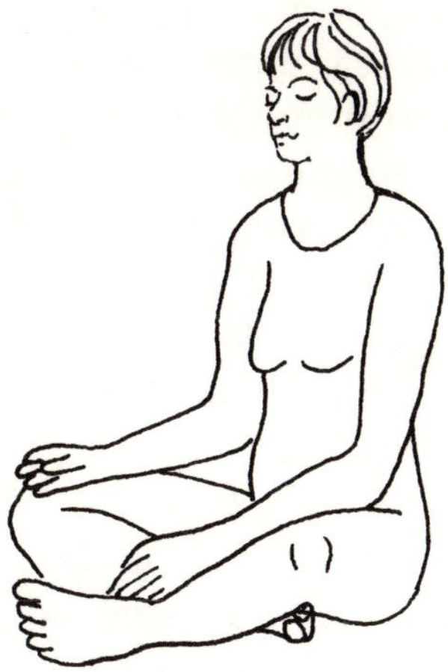

DAS DRITTE HAUS

Willkommen im Salon! Oder ist es die alte Spinnstube von früher, wo auch geratscht und getratscht wurde? Was sind meine Kommunikationsformen und Begegnungsmuster? Welche Unterhaltungen schätze ich denn? Und mit wem mag ich mich austauschen?

Welche Themen liegen mir besonders am Herzen? Rede ich lieber, oder bin ich gut im Zuhören? Oder ist mir Schweigen noch angenehmer? Und welche Kommunikation pflege ich mit mir selber? Habe ich Geduld mit mir – dann hätte ich sie nämlich auch mit anderen.

Kann ich mehrere Meinungen stehenlassen, und entwickle ich ein Unterscheidungsvermögen für das, was zu mir paßt, ohne das andere abzuwerten, dann gelingt mir eine solche Toleranz auch anderen Menschen gegenüber.

Im dritten Haus wird auch geforscht und ausprobiert. Die Salons des 19. Jahrhunderts waren Zusammenkünfte, wo verschiedene Themen von allen möglichen Seiten debattiert wurden. Konzepte wurden entwickelt, Theorien vorgestellt, Gedichte vorgetragen, Musikalisches dargeboten. Man war neugierig und interessiert an dem Schaffen der anderen.

Heutige Zusammenkünfte dieser Art werden meist Brainstorming genannt und unterscheiden sich vom Salon schon dadurch, daß oft bereits ein Ziel ins Auge gefaßt ist und eben auch stark der Intellekt gefordert wird. Im Salon ging es eher um musische Erkundungen und Erprobungen, meist noch ohne Gedanken an kommerzielle Verwertbarkeit.

Befindet sich der Mond im dritten Haus beispielsweise, sei es im Grundhoroskop (Radix) oder im Jahreshoroskop (Solar), oder wandert er gerade in diesem Abschnitt des Monats durch das dritte Haus des Grundhoroskops, werden wir voller Staunen in die Welt schauen, forschen Kindern ähnlich dem Warum nach und werden unsere Gespräche sicher auch mit einem guten Anteil an Gefühlen führen.

Leben – ein Windspiel
Spring-ins-Feld-Füße flitzen
Gedanken sind frei

Übung
Trikonasana

Unter dem Begriff *Trikonasana* werden im Yoga etliche Stellungen mit gegrätschten Beinen zusammengefaßt, wobei die Bewegung und/oder die Haltung des Oberkörpers variieren. Die Dreieckshaltungen verwurzeln auf der Erde, helfen Standpunkte zu beziehen und öffnen das Herz, um sich Neuem zuzuwenden. Sie fördern Kraft, Ausdauer sowie Geschmeidigkeit. Üben wir sie dynamisch, wird auch unsere geistige Beweglichkeit aktiviert, in der statischen Form entwickeln wir durch diese Haltung einerseits Stabilität und Stehvermögen, andererseits Zuwendung und Hinwendung.

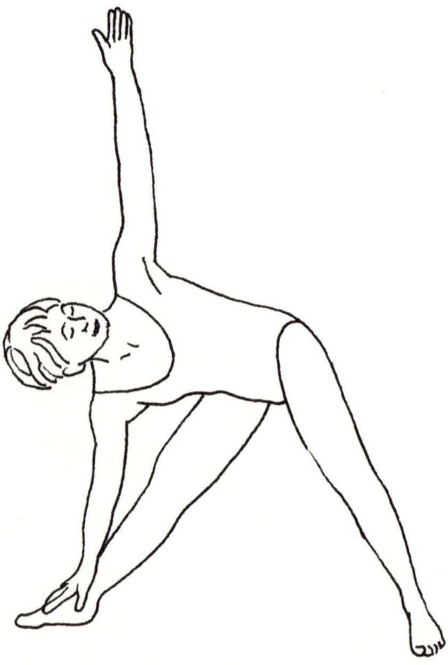

Bei dieser Dreiecksform springen wir aus dem Stand in eine angenehme Grätschstellung und spüren zunächst unsere gedehnten Beine, lassen dabei die Füße noch parallel, die Arme sind angewinkelt, die Hände legen wir vor dem Brustbein zusammen; dort sitzt die Thymusdrüse – Sinnbild für Mut. Mit einer Einatmung strecken wir die Arme zur Seite aus, und zwar in Schulterhöhe. Dabei darauf achten, daß die Schultern nicht hochgezogen werden, sondern frei und weit bleiben. Einen Fuß sodann nach außen drehen, bis er im rechten Winkel zum andern Fuß steht, die Fersen sollten dabei in einer Linie bleiben. Das Becken bleibt weiterhin nach vorn gerichtet. Die Kniescheiben hochziehen, und wieder locker lassen. Langsam an der Seite mit dem gedrehten Fuß mit der Hand nach unten gleiten, weiterhin auf die Öffnung des Beckens achten.

So weit mit der Hand heruntergleiten, wie das Becken nach vorne gerichtet bleibt, also nicht gedreht wird. Gut in den Armen strecken. Langsames und ruhiges Atmen vertieft diese Übung, wobei selbstverständlich durch die Nase ein- wie ausgeatmet wird. So lange in der Stellung verweilen, wie sie angenehm ist, dann langsam wieder herausgehen und nach einer Weile ebenso nach der anderen Seite üben. Möchte man das Dreieck dynamisch üben, geht man jeweils beim Ausatmen nach unten und beim Einatmen wieder hoch.

Entspannung

Sich ganz bequem auf dem Boden hinlegen, die Fußsohlen aneinandergeben, die Knie auseinanderfallen lassen, die Fersen nah zum Gesäß ziehen und die Arme weit auseinanderbreiten. Den Atem ruhig werden lassen, die offene Weite des Herzens wahrnehmen, mit sich selbst in Kontakt treten.

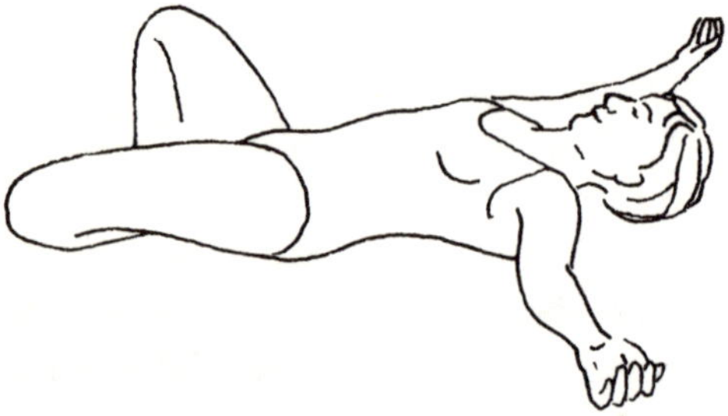

Meditation

Bei einigen strengen Meditationsrichtungen wie Zen oder Vipassana – beide kommen aus dem Buddhismus – wird nach dem langen Sitzen (welches bis zu 50 Minuten dauern kann) immer wieder bewußtes Gehen eingeschoben. Diese Form des Schreitens eignet sich gut für eine Meditation zum dritten Haus. Man kann diese Meditation im Gehen überall anwenden, besonders schön ist sie barfuß auf Waldboden, doch kann man gleichermaßen zu Hause in den eigenen vier Wänden herumgehen. Achtsam Schritt für Schritt gehen, aufmerksam einen Fuß vor den andern setzen und zugleich das Atmen nicht vergessen.

Bewußt den Boden unter den Füßen wahrnehmen, ganz beim Gehen sein – doch frei von Anstrengung. Das Bewußtsein fokussiert diesen Moment, jeden Moment.

«Du hast eine Verabredung mit dem Leben, und diese findet im gegenwärtigen Augenblick statt. Wenn du diesen Augenblick verpaßt, verpaßt du deine Verabredung mit dem Leben. Das ist ganz einfach, ganz klar», sagt der nach Frankreich exilierte vietnamesische Zen-Mönch Thich Nhat Hanh im Film «Schritte der Achtsamkeit».

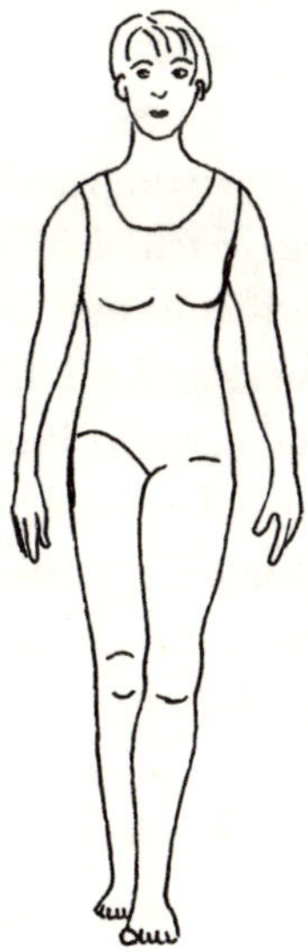

DAS VIERTE HAUS: IMMUM COELI

Die Himmelstiefe gibt Hinweise auf unsere Wurzeln, unsere Werte, unsere Tradition. Welche Überlieferungen sind mir wichtig? Wo fühle ich mich zu Hause? Wonach habe ich Heimweh? Wo ist meine Heimat? Was bedeutet mir Familie? Wie seßhaft bin ich? Wie richte ich meine vier Wände ein? Was brauche ich unbedingt?

All diese Fragen stellen sich, wenn das vierte Haus im Horoskop betrachtet wird. Worauf gründet mein Selbstvertrauen? Wo verwurzele ich mich? Was ist mein Boden, was gibt mir Boden unter den Füßen?

Verborgene Wünsche sind hier beheimatet, Sehnsüchte nach Vertrautem, nach Kindheit und Geborgenheit. Kuscheln und Gemütlichkeit finden hier ihren Platz, aber auch Küche und leibliche Genüsse spielen eine Rolle. Und so entspricht dieses Haus, wenn wir bei unseren anfangs gewählten Vergleichen bleiben, noch am ehesten der Küche. Das kann eine gemütliche Wohnküche sein oder eine kleine Einbauküche, ein Ort zum Aufhalten oder nur zum Arbeiten. Interessante Themen tun sich auf. Wieviel Heimeligkeit gestehe ich mir zu? Wieviel Gemütlichkeit vertrage ich? Dieser tiefste Punkt im Horoskop zeigt auch, wie sehr ich mich anderen zeige. Denn dies ist ein Ort, der die Tiefe unserer Seele und das ganz Persönliche und Intime beschreibt. Das Immum Coeli (lateinisch = Himmelstiefe, also der Ort, wo die Sonne in unserem Horoskop ihren tiefsten Stand hat) verweist auf die Überlieferungen der Herkunftsfamilie, dokumentiert, was wir von dort mitgebracht haben. Die Glaubenssysteme ganzer Sippschaften werden sichtbar.

Denn schließlich sollte der Weihnachtsstollen doch immer wieder so schmecken wie bei Mutter oder Großmutter, oder? An diesem Grundstein läßt sich auch erkennen, ob ich gestärkt in die Welt hinaustreten kann, ob ich genug geerdet bin, ja, auch genügend genährt wurde. Während in vielen asiatischen Kulturen das Fasten auch speziell für den spirituellen Weg immer wieder eine Rolle spielt und als wichtig betont wird, sagen die weisen alten Frauen der Cherokee: «Eßt genügend, denn wenn ihr in geistige Welten eintreten wollt, müßt ihr zunächst einmal gut geerdet sein. Schließlich haben uns die geistigen Welten auch die Früchte der Erde geschenkt.» Erinnert nicht auch die Alchimie mit ihrem Köcheln und Brutzeln und ihren verschiedenen Zubereitungsformen hochpotenter Heilmittel an das Küchenhandwerk? Wählen wir also gut aus, was uns Geborgenheit und Schutz vermittelt.

Wortschätze pflegen
um Zeiten der Not wenden
und ändern zu können

Übung
Das Flußpferd

Bei dieser Übung wird der Rücken enorm gedehnt, wenn wir darauf achten, daß die Wirbelsäule möglichst in ihrer ganzen Länge auf dem Boden bleibt. So werden wir uns unseres Rückgrats bewußt, und durch die Dehnung der Beine aus dem Hüftgelenk werden wir dort geschmeidiger. Alle Verdauungsvorgänge werden auf sanfte Weise angeregt. Die Beckenorgane, Sitz der Lebenskraft, erfahren eine tiefgreifende Erneuerung. Auf den Rücken legen, zunächst einmal die Beine tüchtig in der Luft ausschütteln, ebenso Arme und Hände in der Luft lockern. Dann die Beine anwinkeln, wenn möglich von innen die Fußsohlen ergreifen und die angewinkelten Beine Richtung Rumpf ziehen. Die Knie streben dabei nach außen, so daß wir die Oberschenkel parallel zum Boden seitlich vom Rumpf zum Boden hin drücken können. Gut in einem tiefen Atem bleiben und nur sanften Druck ausüben. Der Ausatem läßt sich nutzen, um noch mehr zu pressen, der Einatem sollte frei geschehen können, dabei drücken wir zugleich den Rücken, besonders den unteren, gut in den Boden.

Wenn der Kopf in dieser Haltung nicht entspannt auf dem Boden liegen kann, ist es besser, die Hände in die Kniekehlen oder von innen auf die Oberschenkel zu legen, um so zart die Beine nach unten zu schieben. In dieser Haltung mehrere Atemzüge verweilen, danach gut ausgestreckt entspannen und die tiefen Wirkungen in Bauch und Becken entdecken.

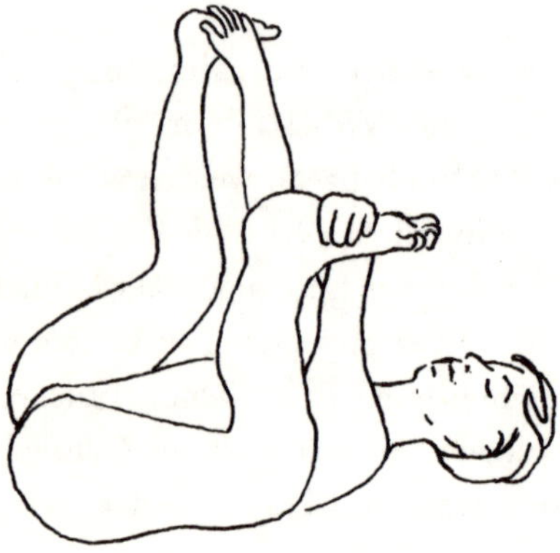

Entspannung
Vogelschwinge

Im Fersensitz – die Knie können gegrätscht oder beisammen sein – sich nach vorn beugen, die Stirn oder eine Wange auf den Boden legen. Falls dies unangenehm ist, ein Kissen oder eine mehrmals gefaltete Decke zwischen die Knie oder zwischen Gesäß und Fersen legen. Die Arme in Schulterhöhe zur Seite breiten, den Herzraum öffnen.

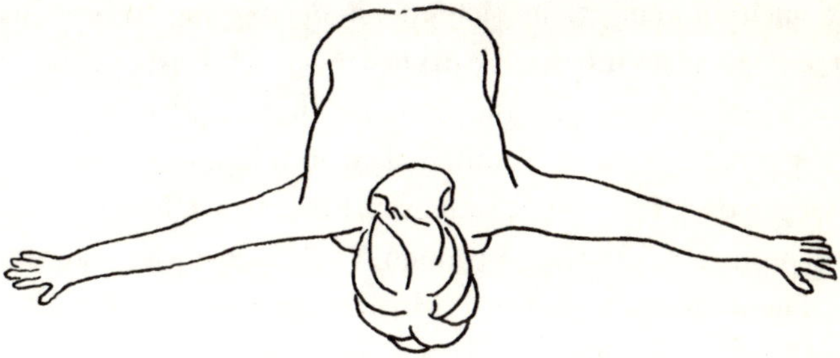

Meditation

Einen guten Sitz auf einem hölzernen Küchenhocker finden, die Sitzbeinhöcker spüren das Holz, die Füße stehen fest auf der Erde. Die Augen schauen weichen Blicks einen halben bis einen Meter nach vorn auf den Boden. Großzügig und fein fließt der Atem. Im Ausatem Gebrauchtes abgeben, im Einatem freudig das Neue begrüßen. Das Wurzelchakra, das Energiezentrum tief im Becken, wahrnehmen, unsere Basis, die Verbindung zur Erde.

DAS FÜNFTE HAUS

Nennen wir es das Kinderzimmer, denn hier wird gespielt. Wir können es auch zum Bastelraum erklären, denn hier findet alles statt, was ich erschaffe. Oder es ist unser Atelier, unser Musikzimmer, das Nähstübchen, der Werkraum – alles, was ich kreiere, hat hier Platz. Wir sollten uns also genügend Raum und Zeit schenken zum Ausprobieren.

Nicht Leistung ist gefragt, sondern Lust. Es zählt nicht das Perfekte, sondern das Phantasievolle. Spielerisch Neuland erkunden, neue Wege wagen, nach Herausforderungen Ausschau halten ... Und auch da weniger, um sich oder anderen etwas zu beweisen, sondern vielmehr, um neue Aspekte der eigenen Persönlichkeit zu formen, unbekannte Eigenschaften in sich zu fördern.

Ein unkomplizierter Raum, in dem auch kunterbuntes Chaos herrschen darf. Hier wird produziert, kreiert, imaginiert, visualisiert, projiziert. Utopien, Visionen, Gedankenspiele, Traumreisen, Phantasiereisen, geführte Meditationen und andere Abenteuer gehören hierher. Welchen Raum ordnen wir dem freien Spiel der Kräfte zu? Welche Rolle spielt der Weg in unserem Leben? Gibt es Dinge, die wir nicht des Profits, der Effizienz, der Effektivität, des Ergebnisses wegen tun? Haben wir genügend Spiel- und Freiraum in unserem Leben? In welcher Weise betreiben wir Sport? Wie verhalten wir uns bei Gesellschaftsspielen? Mögen wir Kinder? Würdigen wir das Kind in uns? Lieben wir auch das Kind, das wir einmal waren? Können wir kreatives Chaos ertragen? Was verstehen wir unter Kreativität und Fruchtbarkeit? In vielen Häusern ist das Kinderzimmer das kleinste Zimmer, wird die Nähmaschine in eine Ecke verbannt, befindet sich der Bastelraum im Keller – wollen wir das wirklich so? Was wünschen wir unseren Kindern?

Wie will die Katze
nun auf den nackten Ästen
den Vogel haschen?

Übung
Das Huhn

Na, wenn das nicht spielerisch ist! Das Huhn wirkt wohltuend auf Bauch und Becken, stärkt die Rückenmuskeln, kräftigt die Beine und gilt in Südindien als antirheumatische Übung.

In die Hocke mit weit auseinandergespreizten Knien gehen. Die Fersen berühren sich in der Luft, die Zehen sind weit auseinander auf dem Boden und tragen das Gewicht des Körpers.

Die Hände ebenfalls weit spreizen und wie Hühnerfüße vor sich auf dem Boden plazieren, die Daumen berühren sich. Den

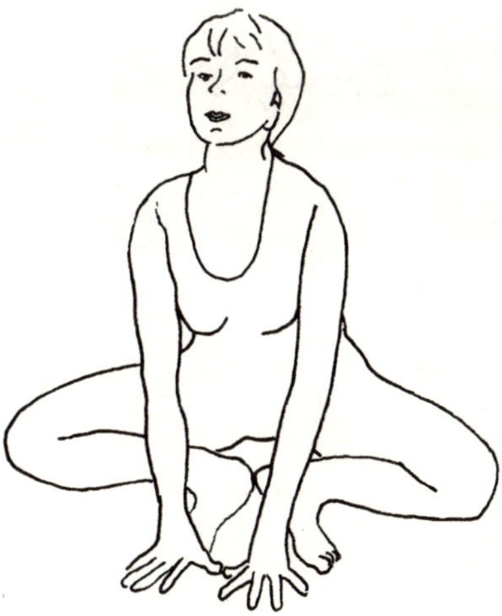

Rücken strecken und den Kopf heben, einatmen. Beim Ausatmen mit dem Gesäß nach oben gehen und die Beine strecken, die Fersen gelangen auf den Boden, der Rücken wird gedehnt, der Kopf hängt nach unten. Im eigenen Rhythmus üben, dann auch mehrere Atemzüge in jeweils einer Haltung verweilen.

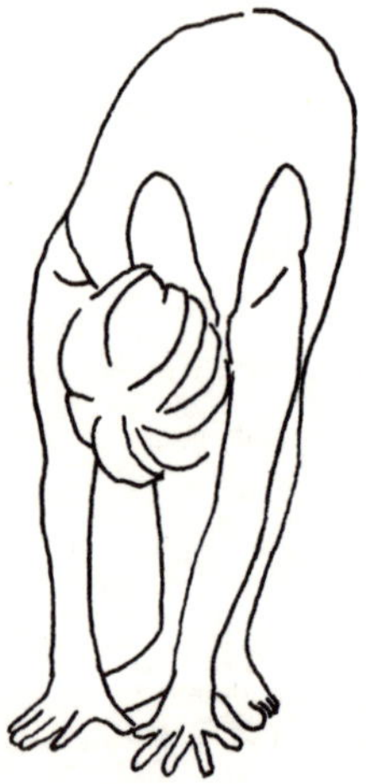

Entspannung
Schnurrende Katze

Fersensitz mit gespreizten Knien, die Hände übereinanderlegen und die Ellbogen nach vorne außen drehen, den Kopf dann auf den gefalteten Händen ruhen lassen. Gut die Achselhöhlen öffnen. Stärkt Abwehrkraft und Immunsystem.

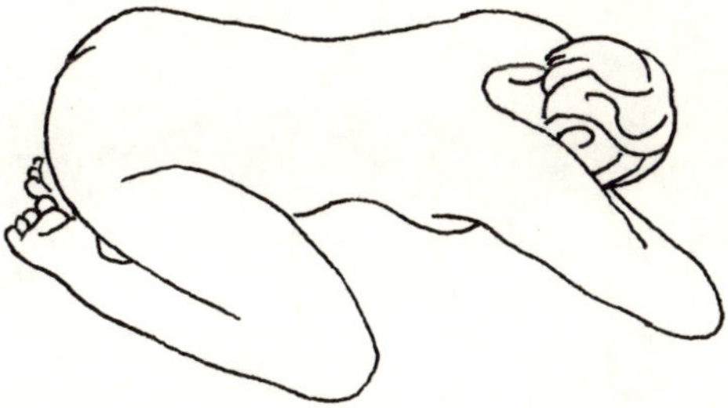

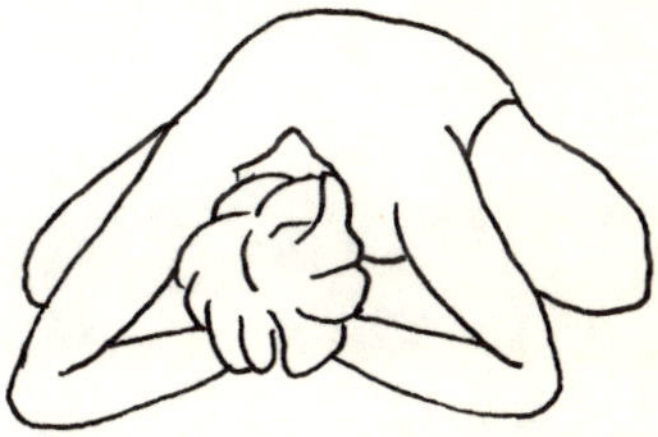

Meditation

Fersensitz mit gespreizten Knien, die Hände auf die Oberschenkel oder Knie legen, entweder Handflächen nach oben geöffnet, Daumen und Zeigefinger berühren sich, oder mit der gleichen Handgeste die Handflächen nach unten drehen. Den eigenen Atemrhythmus wahrnehmen und der inneren Stimme Gehör schenken, ohne Werturteil. Einfach aufnehmen, weiteratmen. So zur Ruhe kommen.

DAS SECHSTE HAUS

Werfen wir einen Blick ins Arbeitszimmer. Wie sieht es darin aus? Wie haben wir uns eingerichtet? Steht es voller Maschinen? Hat es genügend Licht? Läßt es sich gut lüften? Wie möchten wir arbeiten und was? Fühlen wir uns gesund bei unserem Tun? Denn das sechste Haus zeigt nicht nur, was für unsere Arbeit wichtig ist, sondern erlaubt auch Rückschlüsse auf die Gesundheit. Klar – haben wir eine Arbeit, die uns erfreut, dann fühlen wir uns auch fit und munter. Verrichten wir lediglich irgendeinen Job, wird mit der Zeit unsere Gesundheit darunter leiden, wenn es uns nicht gelingt, auch diesem Tun Freude abzugewinnen. Unsere innere Einstellung zur Arbeit entscheidet stark über unser Wohlbefinden. Selbst simple Arbeiten wie putzen oder spülen können befriedigen, wenn ich sie mit ganzem Herzen ausführe.

Der Arbeitsraum kann aber auch zum Krankenzimmer werden. Achten wir also gut darauf, in welcher Weise wir unsere Arbeitskraft einsetzen wollen. Das muß nicht unbedingt ein hochdotierter Beruf sein oder eine Beamtenlaufbahn mit Sicherheitsgarantien, viel eher sollte unsere Tätigkeit unseren Talenten entsprechen. Wo können wir diese am besten «zum Wohle aller» (ein schöner buddhistischer Segensgruß) einsetzen? Wir hätten mit Sicherheit eine andere Gesellschaft, wenn Arbeit weniger nach dem Verdienst als nach der Befriedigung bewertet würde. Keineswegs machen nur «weiße» Berufe Spaß, auch Arbeiten im Blaukittel können zufriedenstellen. Natürlich müßten dann auch die horrenden Unterschiede in der Bezahlung aufgelöst werden, so daß nicht mehr einige enorm viel nach Hause tragen und andere sehr wenig, sondern alle genügend zum Leben und zur Freude am Leben haben. Wie stark sich das eigene Bewußtsein in der Bewertung der Arbeit niederschlägt, erlebe ich immer wieder gern in Gesprächen mit den orangegekleideten Straßenfegern. Die zwei, die in unserer Straße Dienst tun, sind meist gut drauf und verrichten ihre Kehrdienste oft mit einem Lied auf den Lippen. In Gesprächen mit ihnen stellte sich heraus, daß sie sich ihrer wertvollen Dienste für die Allgemeinheit durchaus bewußt sind und sich auch über aufmunternde Worte von PassantInnen von Herzen freuen.

In den Morgen schaun
grauen Nebel wegschieben
Himmelblau haschen

Übung
Drehsitz

Für das sechste Haus finde ich den klassischen Drehsitz äußerst passend. Vermittelt diese Haltung doch einerseits ein Aufrichten und erweitert andererseits den Horizont. Drehe ich mich in die verschiedenen Richtungen, wird mir schnell deutlich, welche Möglichkeiten rundherum da sind. Bequem hinsetzen, ein Bein anwinkeln und sich entweder auf den Fuß setzen oder den Fuß neben das Gesäß legen. Den anderen Fuß an die Außenkante des auf dem Boden liegenden angewinkelten Beins stellen. Möglichst gerade und aufrecht sitzen. Zunächst ein paar Atemzüge lang diese Haltung wahrnehmen. Dann mit einer Hand weit nach hinten zur entgegengesetzten Pobacke greifen und sich mit dieser Hebelwirkung zur Seite drehen. Ebenfalls mehrere Atemzüge verweilen. Dann das gleiche zur anderen Seite üben und schließlich noch die Beinstellung wechseln, so daß insgesamt vier verschiedene Haltungen erprobt werden.

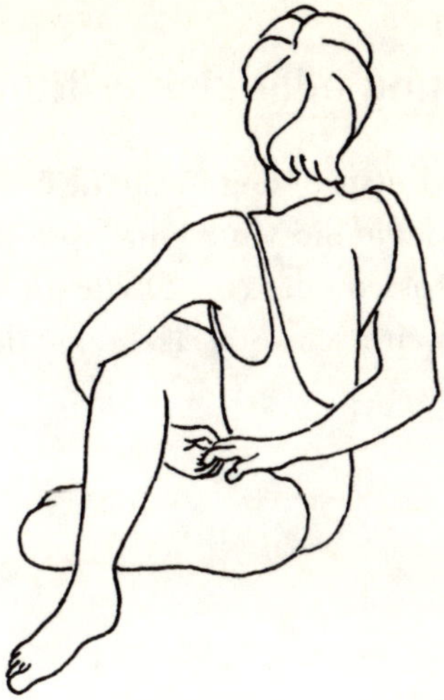

Variation

Auf dem Boden sitzend ein Bein ausgestreckt lassen, das andere anwinkeln und den Fuß außen neben dem Knie aufstellen. Auch hier wieder nach beiden Seiten drehen, und in der Drehung tief atmen. Gleich lang nach der anderen Seite üben.

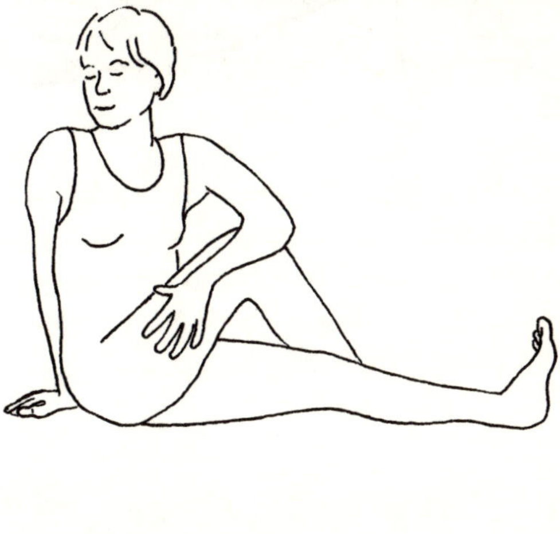

Entspannung
Katzenstreckung oder kleiner Hund

Eine wunderbare Entspannung für den Rücken, die nach dem Drehen auch wieder in die Mitte führt. Auf die Knie gehen, gegebenenfalls ein Kissen oder eine Decke unterlegen, der Po ist in der Luft, sich weit nach vorn räkeln und dehnen. Entspannt atmen.

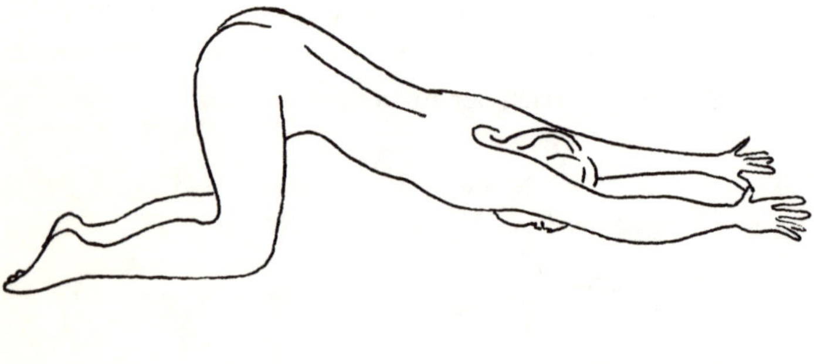

Meditation

Die meisten Meditationslehren schlagen das Sitzen als beste Haltung vor. Die aufgerichtete Wirbelsäule, der Kontakt mit dem Boden, die Verbindung zum Himmel – all dies sind unschätzbare Hilfen. Und doch kann es bisweilen auch gut sein, einen ruhigen Zustand im Liegen zu erfahren. Wir können ja dann auch einen anderen Namen statt Meditation dafür finden, wenngleich wir im Liegen natürlich genausogut die Mitte finden können.

Bei den Sufis geht es beispielsweise weniger streng zu, was äußere Formen anbelangt. Gleichwohl werden dort ebenso innere Ruhe und Freiheit angestrebt. Für das sechste Haus – Arbeit und Gesundheit – scheint es mir angemessen, einmal in den Gegenpol zu Arbeit und Anstrengung, also ganz in die Entspannung und Erholung, hineinzugehen. Nun denn: Eine entspannte Lage finden, um nicht einzuschlafen, vielleicht die Augen geöffnet lassen, doch ohne starren Blick, vielmehr weich und entspannt auch in den Augäpfeln bleiben. Tagträumen, Bilder kommen lassen: Welche Arbeit würde mir wirklich Spaß machen, so daß ich gesund und freudig das Beste für alle verwirkliche? Selbst wenn wir bereits die Arbeit tun, die uns am meisten wohltut, können bei dieser Traumreise doch Elemente auftauchen, die neue Impulse geben und frische Ideen liefern.

DAS SIEBTE HAUS

ist das Tor zum Du. Es zeigt den Weg vom Ich zum Du, wir wenden uns unseren Mitmenschen zu, der Umwelt. Da es sich hier um etwas sehr Intimes handelt, dürfte das Schlafzimmer ganz gut passen.

Denn in diesem astrologischen Feld geht es um meine Fähigkeit, mit anderen, speziell mit *einer* anderen Person, klarzukommen. Welche Muster leben in meiner Partnerschaft? Wer ist mir nah?

Wie nahe lasse ich überhaupt Menschen kommen, besonders einen? Hier offenbart sich der Umgang mit Nähe und Distanz.

Welche Art Gemeinschaft, Gemeinsamkeit strebe ich an? Habe ich wirklich gute Freunde und Freundinnen, die mich erkennen und denen ich mich ungeschützt zeige? Wie stelle ich Begegnung her? Wie möchte ich Beziehung leben? Mit wem? Aus welchen Motiven?

Kann ich Liebe schenken, oder bin ich bedürftig und brauche infolgedessen die andere Person zur Ergänzung? Gleichwertigkeit ist ein anderes hier angesprochenes Thema.

Gleichberechtigung und gleiche Gültigkeit gehören ebenso in diese Abteilung.

Im siebten Haus geht es auch um Macht, doch weniger um die Macht über andere, als um eine Eigenmacht, eine Stärke aus dem eigenen Selbst heraus. Es soll nicht Herrscher und Unterlegene geben, sondern Partner, Partnerinnen.

Bleiben wir beim Bild des Schlafzimmers, so können wir wieder genau hinschauen, wie wir uns da einrichten möchten. Ist es ein Ort der Ruhe und Rekreation, oder stehen Anregung und Abenteuerlust im Vordergrund? Erholen sich Körper, Geist und Seele von der Mühsal des Tags, oder drängeln sich wieder

Pflichtgefühle nach vorn? Ist Entspannung möglich, oder stellen Forderungen neue Spannungen her? Zeige ich mich ehrlich und wahrhaftig – nackt wie ich bin oder verhülle ich mich in Masken und verstecke mich hinter Projektionen?

Der Weg vom Ich zum Du fordert und fördert unsere Entwicklung.

Vom Kopf zum Herzen
kann der Weg lang sein und schwer
doch lohnt sich die Müh'.

Übung
Die Taube

ist eine wunderschöne Übungsfolge zur Belebung und Entspannung des Nervensystems. Sie regt das Drüsensystem an, stärkt die Abwehrkräfte und macht uns geschmeidig. Hilft uns eine andere Person liebevoll in die einzelnen Übungsschritte hinein, erleben wir eine stärkere Dehnung und spüren uns in unserer Kraft, erfahren zugleich, wieviel mehr möglich ist, sobald wir uns zusammentun. Ein gutes Beispiel für die Interdependenz!

Ein Bein anwinkeln, sich auf die Ferse setzen, das andere Bein weit nach hinten ausstrecken. Solle das Knie schmerzen, etwas unterlegen (Decke oder Kissen). Auf keinen Fall gegen einen Schmerz arbeiten, lieber eine andere Übung auswählen oder sich die Übungsreihe betrachten und über die Anschauung erfahren.

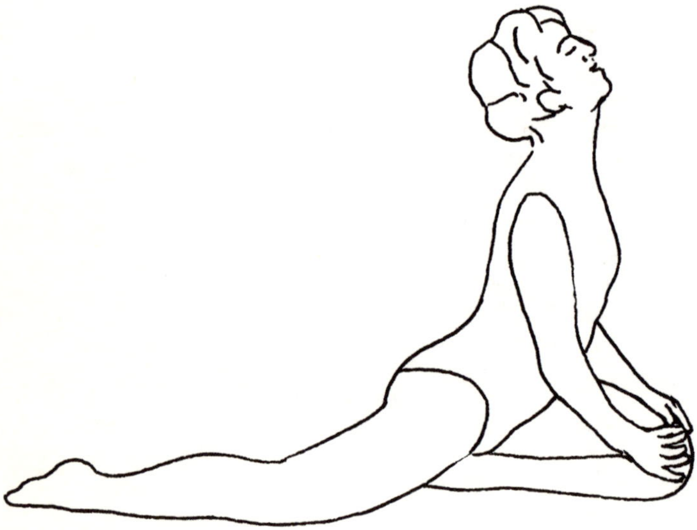

Man beginnt damit, daß man sich über das angewinkelte Bein hinaus ausstreckt, die Arme dabei weit nach vorn zieht und ein paar Atemzüge in dieser Haltung entspannt. Dann richtet man sich langsam auf, legt die Hände auf das vordere Knie und öffnet den Brustkorb. Dabei kann man sich eine Taube mit stolzgeschwellter Brust vorstellen. Wiederum einige Atemzüge in der Stellung verweilen.

Sodann gibt es noch die Möglichkeit, sich weit nach hinten zu drehen, was unseren Gleichgewichtssinn schult. Eine Hand auf ein Knie legen, mit der anderen Hand weit nach hinten über den Rücken zum anderen Arm oder Ellenbogen greifen. Nach einigen Atemzügen zur anderen Seite wiederholen, dann wieder ausgestreckt über das vordere Bein entspannen. Schließlich wechseln und das gleiche mit der anderen Beinstellung üben.

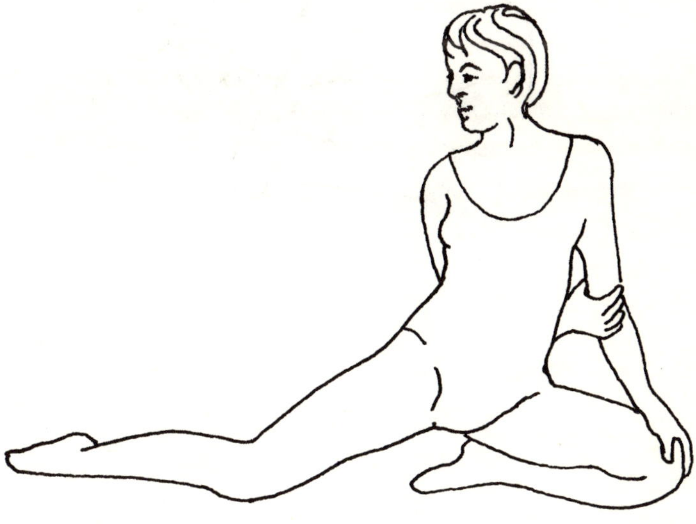

Entspannung
Herzblatt

In der Rückenlage die Beine anwinkeln und mit den Händen umfassen. Zu einer Seite drehen, die untere Hand umschlingt die Knie, während die obere sich kreisförmig über den Kopf am Boden entlang zur anderen Seite dreht. Dabei drehen sich Kopf und Oberkörper mit. In dieser geöffneten Haltung zum Herzschlag hinlauschen und entspannen. Nach Möglichkeit auch noch ein paar Atemzüge nach der anderen Seite hin entspannen. Am Schluß sich kurz in der Rückenlage mit angewinkelten Beinen zentrieren.

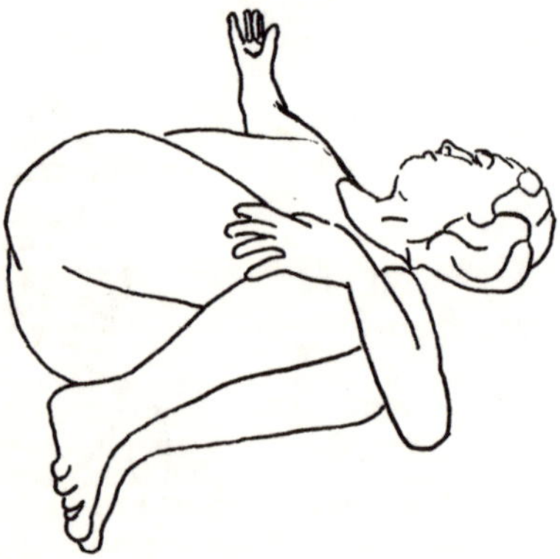

Meditation

Zwischen den Knien sitzen und die Hände vor der Brust zusammenlegen. Die Augen mit weichem Blick in die Ferne gleiten lassen, nichts fixieren. Tief zum Herz hin atmen und spüren. Die Aufmerksamkeit immer wieder auf diesen Ursprung der Liebe lenken.

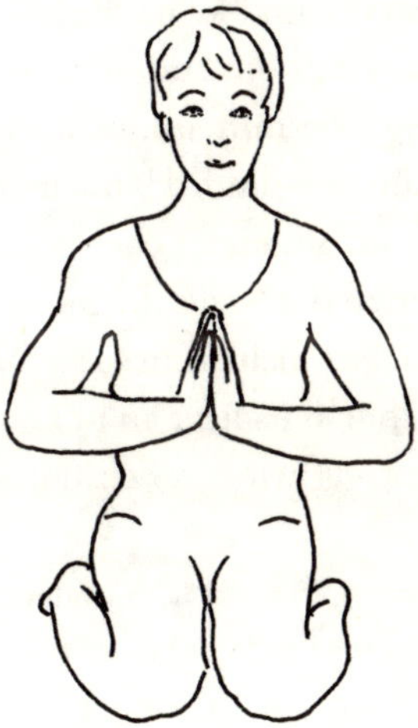

ACHTES HAUS
Transformation

Wandlung – wie vielfältig dies Wort doch ist. Ich wandle mich, ich wandle herum, ich verwandle mich oder etwas, die heilige Wandlung, Verwandlung von Brot und Wein... Wandlungsphasen...

Wie unterschiedlich kann ich an solche Prozesse herangehen, hineingehen, dann neugeboren wieder herausgehen... bis das Spiel, die Spirale, weitergeht. Ein Kommen und Gehen, hineingehen und herausgehen, bekommen und loskommen. Nichts bleibt, wie es war, und kehrt doch in der einen oder anderen Form wieder. Was können wir tun? Achtsam und aufmerksam, freudig und frei mitten hinein in unser Leben gehen und uns als Gestaltende und Handelnde begreifen. Dann schwingen wir mit auf unserer Lebensschaukel, genießen die Höhenflüge und spüren die Kraft, die im weiten Ausholen nach hinten liegt. Würden wir nicht zum Gegenpol pendeln, wir kämen nicht weit und hoch. Es liegt an uns, wieviel wir aus unserem Leben umsetzen – es wird jedoch nur so viel sein, wie wir hineingeben.

Welchem Zimmer in einem Haus mag dieser Ort der Wandlung entsprechen? Sterbezimmer gab es früher, auch Gebärzimmer. In einigen Kulturen werden extra für diese beiden Pole des Menschseins Hütten errichtet, zu denen schwangere Frauen mit ihren Freundinnen gehen, wenn sie gebären, und Kranke und Alte, wenn sie den Tod herannahen fühlen. Betrachten wir ein Horoskop als Angebot, die Fülle des Lebens auszukosten, dann können wir uns immer mal wieder überlegen, ob wir alle Räume unseres Seins betreten. Auf einer unbewußten Ebene wird es immer so sein, daß wir alle Stationen, Häuser unserer Geburtskarte durchlaufen, doch wieviel spannender, auf- und anregender wird unser Leben, wenn wir bewußt die verschiedenen Facetten unseres Lebens von allen Seiten erkunden – und gestalten.

In diesem Mut, auch dunkle Seiten wahrzunehmen, in die Tiefe zu tauchen, Schattenreiche zu erforschen, liegt die große Chance des achten Hauses, dieses Bereiches, der traditionell Tod und Wiedergeburt zugeordnet wird. In diesem stillen Kämmerlein erkennen wir unsere Grenzen und entdecken, sobald wir es wagen, Grenzgänge zu unternehmen, dic uns erweitern. «An Widerständen wachsen» könnte das Motto hier heißen. Dabei wollen wir die leichten Anteile des Lebens keineswegs außer acht lassen, denn es geht nicht darum, sich zäh und verbissen durch alle Widrigkeiten zu kämpfen, sondern unter anderem auch, ein klares Unterscheidungsvermögen zu entwickeln, um zu wissen, wann Kampf und wann Hingabe angezeigt sind. In diesem weiten Spektrum sich frei bewegen zu können – das ist es.

Schnee Berge ein Hauch
kühlend kalt kost dich die Luft
einsam ein Grashalm

Übung
Kampf und Hingabe

Diese Übungen gehören zur Serie der Dreieckshaltungen *(Trikonasana)*. Kampf und Hingabe gehören nun einmal zum Menschenleben auf Erden. Beides leben und erleben wir immer wieder im Lauf unseres Erdendaseins, beides sollte also bekannt sein.

Aus einem guten Stand mit dem Ausatem in die Grätsche springen. Die Haltung zunächst mit ein paar Atemzügen auskundschaften. Wie stabil stehe ich? Fließt mein Atem frei? Kann ich meine Kraft spüren? Die Kniescheiben hochziehen und wieder locker lassen. Ein Bein anwinkeln, so daß der Unterschenkel senkrecht zum Boden steht, zugleich auch diesen Fuß damit nach außen drehen, so daß sich das Kniegelenk über dem Knöchelgelenk befindet. Den Oberkörper auf diese Seite drehen und mit dem Ausatmen auf den Oberschenkel legen. Die Arme weit nach vorn über den Kopf hinaus ausstrecken. Kraftvoll und tief atmen, die innere Stärke spüren. Behutsam aus der Stellung

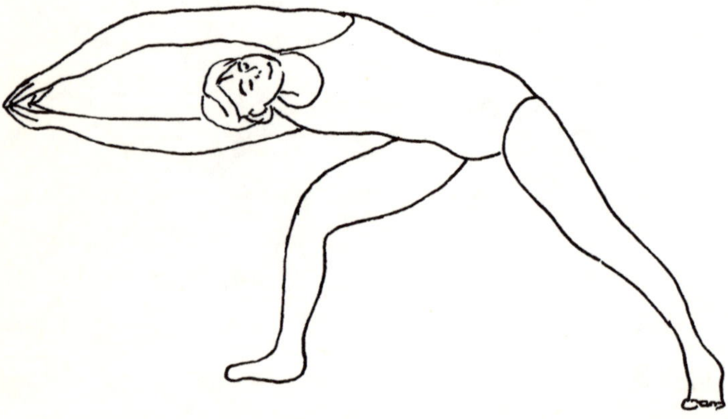

herausgehen, sich zunächst in der Mitte wieder zentrieren und dann gleich lang nach der anderen Seite üben. Diese Form zählt zu den Vorbereitungen auf den Kampf. Ein Teil der Yogaübungen entfaltete sich ja in der Kriegerkaste, als Bewegungen und Haltungen, die kräftigen und stärken.

Um den Gegenpol, die Hingabe, einzunehmen, gehen wir gleichfalls in die Grätsche, falten die Hände entweder vor dem Herzen oder hinten am Rücken in der Herzregion und beugen uns mit dem Ausatmen nach vorn, so daß der Oberkörper waagrecht zum Boden ist. Ein paar Atemzüge lang verharren, dann mit einem Ausatmen noch tiefer mit dem Kopf Richtung Boden gehen. Auch da einige Atemzüge bleiben und dann langsam wieder nach oben kommen. Wenn es der Rücken verträgt, den Oberkörper dann noch weit nach hinten beugen, eventuell auch den Kopf nach hinten fallen lassen. Ruhig wieder hochkommen, im Stehen nachspüren.

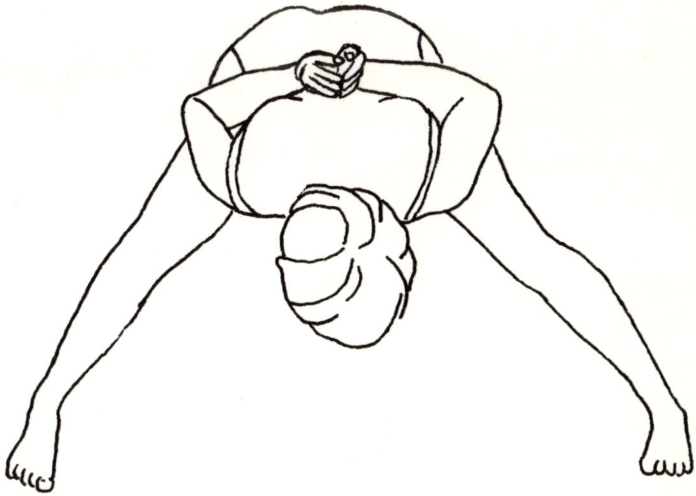

Entspannung
Embryohaltung seitlich

Sich ganz zusammenziehen, die Beine anziehen und die Arme um die Knie schlingen, sich selbst einkuscheln, sich als Kind fühlen und zugleich wissen, daß in früheren Kulturen die Toten in dieser Haltung beerdigt wurden.

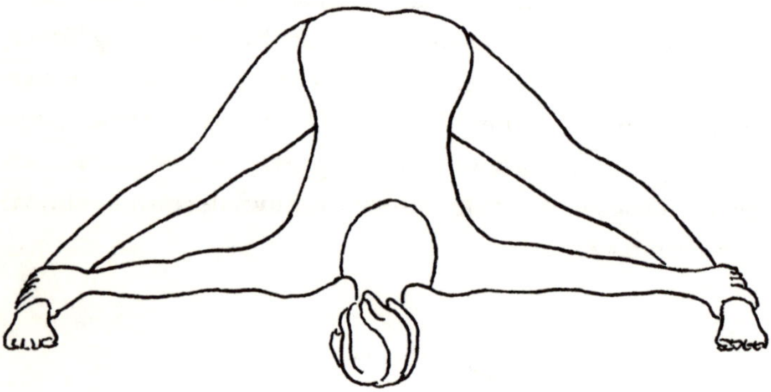

Meditation

In einer angenehmen und stabilen Sitzweise das Werden und Vergehen des Atems fühlen. Aufnehmen – einatmen; loslassen – ausatmen. Bewußt und deutlich auch die jeweiligen Übergänge verfolgen: Atemfülle und Atemleere erkennen. Den Atem spüren, der alles durchdringt.

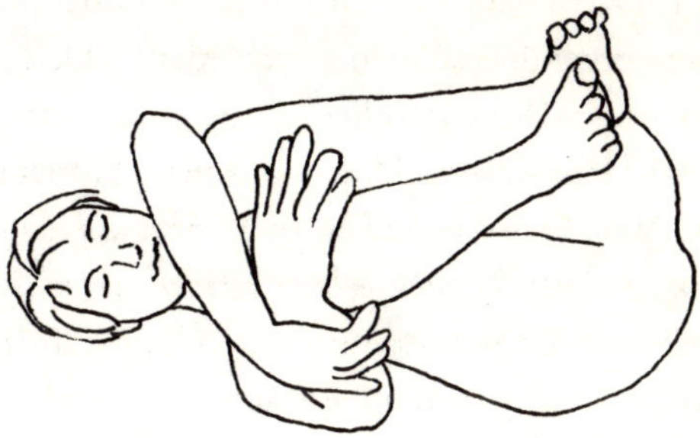

DAS NEUNTE HAUS

Studierstube oder Bibliothek nannten wir diesen Raum in der Einleitung. Innere und äußere Reisen sind hier angesagt, und das Thema lautet: Wissen vermehren, Neues lernen, aus alten Quellen schöpfen, von den verschiedenen Kulturen lernen, Kontakt zu unterschiedlichen Menschen suchen, die Weisheit alter Völker studieren. Man beschäftigt sich mit den verschiedenen Philosophien und Weltanschauungen, durchforstet Ideologien und Weltbilder. Ethische Fragen und Moralvorstellungen werden kritisch geprüft. Dabei geht es auch um ein Einüben in eine tolerante Haltung gegenüber all den verschiedenen Denkweisen.

Versagen unsere herkömmlichen Denkschemata, kann ein Blick in dieses Haus unseres Horoskops neue Horizonte öffnen. *Denn gar nicht selten liegen die Lösungen nicht auf der gradlinigen Horizontalen oder auf der Senkrechten, sondern irgendwie ums Eck oder gar außerhalb des Systems.* Eine gute Übung zur Erkundung dieses Raums besteht darin, altvertraute Gewohnheiten einmal umzukehren: statt der rechten Hand beispielsweise mehr die linke zu benutzen (falls man Rechtshänder ist, Linkshänder probieren es dann mal verstärkt mit der Rechten). LangschläferInnen könnten mal früh aufstehen, und Frühaufstehende räkeln sich zur Abwechslung mal ganz lange im Bett.

Wer glaubt, unsere westliche Denk- oder Lebensweise sei die einzig wahre, braucht nur einmal die verschiedenen Sprachen der Welt auf ihre Grammatik hin zu untersuchen. Da gibt es so viele Möglichkeiten, Sätze zu gestalten – auch ohne die uns vertraute Subjekt-Prädikat-Objekt-Stellung.

Auf Reisen läßt es sich immer gut beobachten, wie sehr wir doch an unseren Gewohnheiten hängen. Da können wir entdecken, was uns aufregt oder merkwürdig vorkommt, nämlich die andere Betrachtungs- oder Vorgehensweise der Menschen in einem fremden Landstrich. Selbst Gesten bedeuten nicht weltweit dasselbe. Je mehr wir uns den vielen Möglichkeiten öffnen, die in uns angelegt sind, desto freier werden wir – schlußendlich auch von den Gegebenheiten unseres Horoskops. Der Versuch lohnt!

Abenteuerlust
lockt – und lähmt den ersten Schritt
auf dem Weg ein Stein

Übung
Vogelflug

In der Rückenlage die Beine anwinkeln und die Hände auf die Knie legen. Den Rücken, speziell den unteren, gut anschmiegen. Die Knie sind geschlossen, die Füße locker. Die Hände bleiben nach Möglichkeit während der gesamten Übung auf den Knien. Einatmend die angewinkelten Beine öffnen, in die Grätsche strecken und dehnen, in der Atemfülle die Beine aus der Hüfte heraus nach außen drehen, die Zehen weisen dabei Richtung

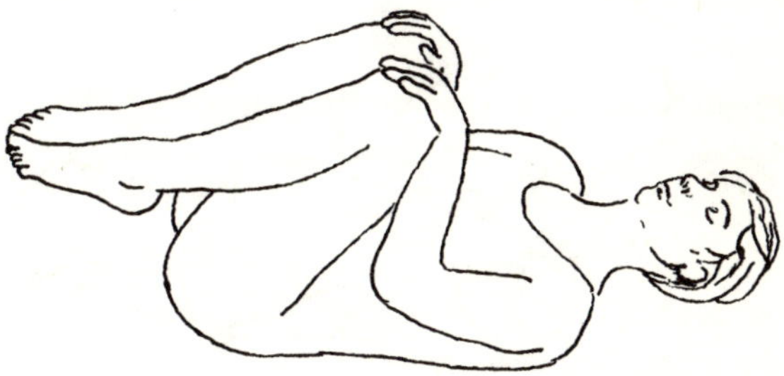

Boden. Im Ausatmen die gestreckten Beine zusammenführen, so daß als erstes die Fersen sich berühren, dann die Innenkante der Füße, und schließlich werden die Zehen noch zur Decke emporgestreckt. In der Atemleere die Beine wieder falten. Die Übung mehrmals im eigenen Atemrhythmus möglichst genau gestalten – lieber weniger üben als ungenau. Das gilt übrigens für alle Yogaübungen: es ist besser, eine Übung aufmerksam und stimmig zu kreieren, als viele Übungen ohne Achtsamkeit hintereinander abzuspulen.

Der Vogelflug weitet unseren Geist, somit unseren Horizont. Die Beweglichkeit von Hüften und Beinen wird gefördert, die Beckenorgane erfahren eine bessere Durchblutung, die Venen werden entlastet, der Rücken entspannt sich. Die Übung kann sehr hilfreich bei allen möglichen Störungen der Funktionen der Sexualorgane sein.

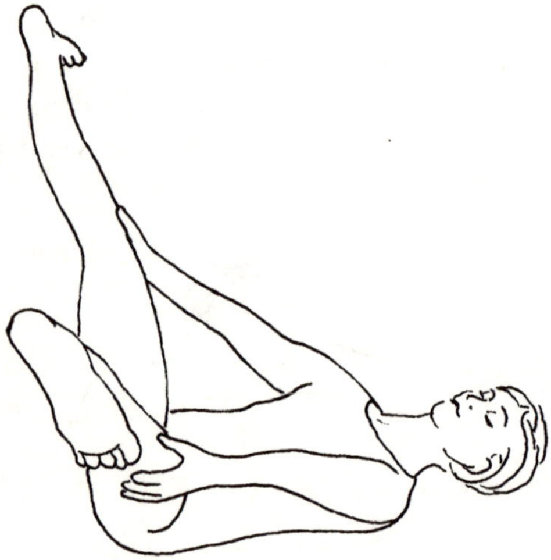

TänzerInnen profitieren ganz besonders vom Vogelflug.

Man kann auch in den einzelnen Etappen des Vogelflugs mehrere Atemzüge verweilen, um tiefer in die Wirkungen zu gelangen.

Katzenbuckelentspannung

Auf die Knie gehen, eventuell eine Unterlage (Decke oder Kissen) zur Schonung des Kniegelenks ausbreiten und die Arme so verschränkt vor sich auf den Boden legen, daß die Hände den jeweils anderen Ellbogen fassen. Einen schönen geraden Rücken, aber kein Hohlkreuz, machen, den Kopf einziehen und ganz gemächlich und tief in die Position hineinatmen. Gut das Rückgrat spüren, es wird in manchen alten Yogaschriften als «unsere Heimat» bezeichnet.

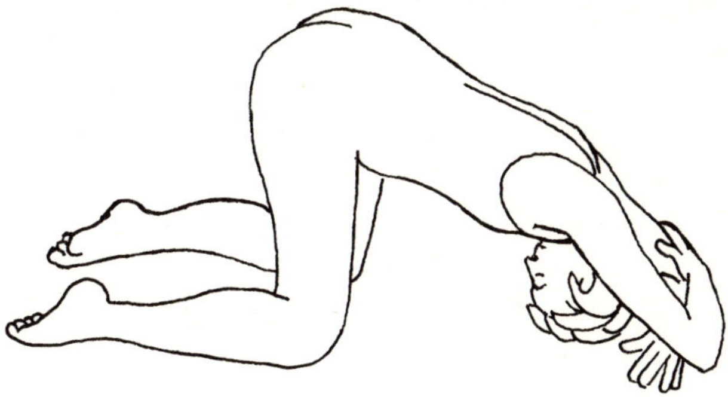

Meditation
Tratak

ist eine die Augen stärkende Meditationsform, bei der wir mit weichem Blick und offenen Augen die Flamme einer Kerze beobachten. Sobald die Augen zu tränen beginnen, die Augen schließen, die inneren Ab-Bilder wahrnehmen.

Eine gute Sitzhaltung wählen, die entspannt und stabil ist. Einige Meter vor sich eine Kerze plazieren und anzünden. Den Blick auf die Flamme richten, die in der Höhe der Augen sein sollte. Das Bild in die Augen strömen lassen und nicht starren oder krampfhaft sehen wollen, möglichst ruhig atmen, Lidschlag vermeiden. Die Augen sollen nicht ermüden, sondern sanft bleiben. Wenn es genug ist, die Augen schließen und tief im Atem ruhen. Die innere Stille auskosten.

Diese Form der Meditation kräftigt nicht nur die Augen und schärft den Blick, sondern sensibilisiert uns auch für die inneren Sinneserfahrungen. Wir schulen somit den Blick nach innen, erkennen mehr und mehr das Wesentliche. Wir schauen direkt ins Herz der Dinge – das innere Wesen allen Seins.

ZEHNTES HAUS
Medium Coeli – Himmelsmitte

Wie wirken wir nach außen? Wozu fühlen wir uns berufen? Ist mein Beruf meine Berufung? Kann ich meine Talente weitergeben? Was möchte ich überhaupt weitergeben, vermitteln, lehren? Ein interessanter Platz, dieses zehnte Haus. Am Anfang habe ich es ja als Terrasse definiert. Wir treten hinaus, zeigen uns und schauen in die Weite, lassen den Blick schweifen, erfassen das größere Ganze.

Wir spüren und ahnen, was wir in uns tragen und was wir dieser Erde hinterlassen möchten, welche Spuren wir legen wollen. Die Eigenart eines jeden Menschen will gelebt werden, will den andern etwas geben und zeigen. Das muß nicht heißen, daß wir das ganze Leben lang das gleiche tun. Gerade in der heutigen Zeit kann es bedeuten, daß wir wechselnde Aufgaben übernehmen.

Was stellen wir mit unseren Gaben an? Nutzen wir sie, um Aufgaben anzupacken; zuzupacken, wo es vonnöten ist? Sind wir flexibel genug, wechselnde Anforderungen zu erkennen? Können wir die eigenen inneren Strömungen in ihren Veränderungen zulassen?

Sind wir auch zu Kurswechseln bereit? Auf der Terrasse weht ein frischer Wind, verschiedene Düfte steigen in die Nase, wir können in alle Richtungen schauen, haben den Überblick. Und wie nehmen uns die anderen wahr?

Wie fühlen wir uns in der Öffentlichkeit? Brauchen wir Öffentlichkeit? Bedeutet sie uns etwas? Bei all diesen Fragen geht es natürlich nicht darum, das eine auf- und das andere abzuwerten. Sondern wie stets ist das Wichtigste zu wissen, zu fühlen, was nun in diesem Moment im Einklang mit dem Ganzen ist. Hineinschwingen in die Gegebenheiten des Augenblicks – voller Mut und Vertrauen. Dann spielt es keine Rolle mehr, ob andere uns für unser Tun loben und würdigen, dann sind wir fähig, aus innerer Notwendigkeit heraus zu handeln. Wir wirken dann an dem Platz, an den wir gestellt wurden, zum Wohle aller.

Einen Ruf hören
folgen – und wissen: mein Platz
niemand sonst füllt ihn

Übung
Herzbaum

Eine stark energetisierende Übung, die unseren Gleichgewichtssinn verfeinert, uns wach macht für den Fluß der Energien und uns zudem zeigt, wie wir diese lenken können.

Zunächst einen guten Stand auf beiden Beinen finden. Die Füße verwurzeln sich in der Erde. Dann das Gewicht auf ein Bein verlagern, das andere Bein anwinkeln und den Fuß entweder auf den anderen Fuß stellen oder ans Knie des Standbeins oder an beziehungsweise auf den Oberschenkel desselben legen. Die Arme in Schulterhöhe ausbreiten. Den Atem erfassen. Beim Einatmen zeigt die rechte Handfläche nach unten, wir nehmen

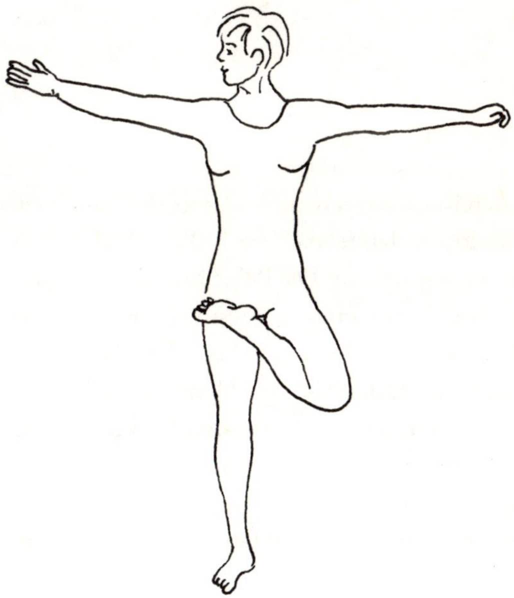

Energie auf. In der Atemfülle die rechte Hand zart zur Faust ballen, den Energiestrom übers Herz zum andern Arm, zur anderen Hand schicken, die linke Handfläche zeigt nach oben, wir lassen die Energie strömen. Zum Einatmen die linke Hand drehen, so daß die Handfläche zur Erde weist, Energien mit der Einatmung aufnehmen.

In der Fülle des Atems dann wieder die linke Hand zur Faust biegen, die Energie wie auch den Atem übers Herz zur rechten Seite ziehen und dort die Faust öffnen, ausatmen mit der rechten Handfläche nach oben. Im eigenen Atemrhythmus wandert die Energie vom Universum zum Herzen und wieder ins Universum hinaus. Bevor es auf dem einen Bein zuviel wird, aus der Stellung herausgehen und sich mit beiden Füßen auf der Erde zentrieren. Sodann wechseln und genausolang nach der anderen Seite üben. Auch danach wieder im Stand sammeln, verwurzeln, nachspüren.

Entspannung

Sich auf den Rücken legen, und zwar so, daß das Gesäß ganz nah an der Wand ist, damit man die Beine im rechten Winkel die Wand hinauf legen kann. Die Beine sind also ganz gerade an der Wand entlang in die Höhe ausgestreckt, während der Rücken wunderbar flach auf dem Boden liegt. Eine Hand ruht auf dem Unterbauch, die andere auf der Herzgegend. Nach innen lauschen, die Verbindung von Brust und Becken fühlen, den Einklang von Körper, Geist und Seele, sowie die Einbindung ins Universum erfassen. Der Atem fließt tief und weit; still und klar ruhen wir in uns selbst. Diese Position ist eine Wohltat für die Venen.

Meditation

Zur Abwechslung einmal eine Meditation im Stehen probieren. Ganz gut auf beiden Beinen stehen, Energien wie Atem strömen und fließen lassen. Den Stand der Dinge der Welt bedenken und betrachten, ohne ins Grübeln zu geraten. Einfach im Atem und Energiefluß sein.

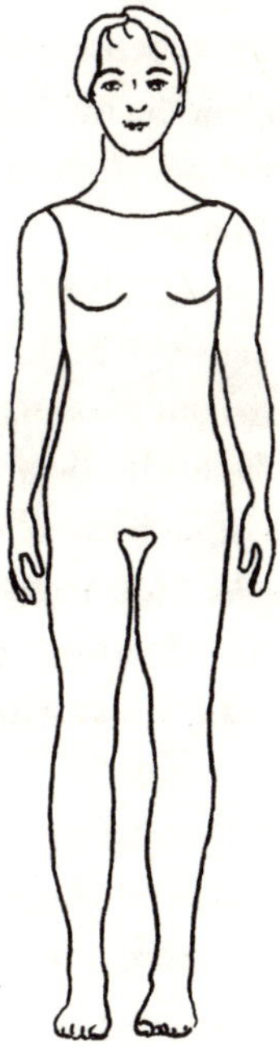

ELFTES HAUS

Ah, der Garten – wir treten hinaus, vergnügen uns in der Natur, treffen uns lustwandelnd mit Gleichgesinnten, tauschen uns in Gruppen aus, erleben Gemeinschaft auch über den Gartenzaun, indem wir vielleicht gemeinsam Feste organisieren oder uns gegenseitig Gartengeräte ausleihen … Im elften Haus ist unser Sozialsinn angesprochen. Zu welcher Gruppe wollen wir gehören, an welcher Gemeinschaft mitwirken? Der Garten als offenes Feld – was pflanzen wir wo an? Wie sieht unser Garten aus? Blumen oder Grünflanzen? Bäume oder Sträucher? Findet man von allem etwas oder eine Monokultur vor? Ein interessanter Bereich, denn hier weicht die Deutung in der indischen Astrologie von der westlichen recht stark ab. Gemeinsam in beiden Systemen ist der Gedanke des Zuwachses. Im westlichen Astrologieverständnis sind es Gruppen, die mir helfen, mich unterstützen. In der indischen Sternenkunde steht dieses Haus auch für die Fülle, den materiellen Überfluß.

Im Bild des Gartens finden all diese Themen ihre Entsprechung, denn ein Garten eignet sich zum Feste feiern und zeigt ja auch an, was wir alles gedeihen lassen können. Dieses Haus vermittelt mir auch meine Verbindung zum Universum, wo fühle ich mich eingebettet ins größere Ganze? Kann ich diese Einheit zwischen allen Wesen spüren? Kann ich empfinden wie ein Tier, das Leben einer Pflanze, den Stoffwechsel eines Steins erahnen? Kann ich zum Wind werden, einem Sonnenstrahl ähneln, mich dem Wasser nähern?

Freie und fruchtbare Beziehungen braucht unser Garten, denn wenn es zu eng wird, gehen die Pflanzen ein – sie benötigen Licht, Luft und Raum zum guten Gedeihen. Ähnlich der Mensch. Natürlich sind wir soziale Wesen, Herdengeschöpfe gar; unsere nächsten Verwandten, die Affen, treten fast nur in Horden oder Familienverbänden auf. Wir brauchen die anderen zum Überleben. Dennoch sollten wir nicht in Abhängigkeiten steckenbleiben, sondern respektvoll die Interdependenz leben, jenen Zwischenraum, der Platz läßt für Individualität und somit die Gemeinschaft mit den unterschiedlichsten Gaben und Talenten der einzelnen bereichert. Dann brauchen wir auch nicht alles gleich zu machen. Welche Faszination übt doch ein üppig wuchernder Garten aus, in dem eine jede Pflanze sich voll entfalten darf – in ihrem eigenen Sein.

«Eine Rose ist eine Rose ist eine Rose» (Gertrude Stein). Und so geht es genau darum, daß wir einerseits fähig werden, Gemeinschaften zu bilden, und uns andererseits im Individuationsprozeß voll entfalten. Erlaubt ist, was nicht schadet – da sind die Grenzen weiter, als wir manchmal annehmen. Werden wir mutiger, den ganzen Garten zu durchstreifen...

Im Garten warten
auf Sonne, Wind und Regen
blühn und gedeihen

Übung

Beim elften Haus sind natürlich Yogastunden in der Gruppe angesagt oder zumindest gemeinsame Unternehmungen mit FreundInnen. Wir können uns beispielsweise mit einer Freundin, einem Freund zusammentun und uns gegenseitig bei den Yogaübungen unterstützen. Bei allen Haltungen tut es gut, wenn jemand liebevoll in die Stellung hineinmassiert.

Hier eine Übung, die das Herz öffnet und weitet, Rücken, Bauch und Beckenmuskulatur stärkt und kräftigt sowie Stehvermögen verleiht:

Der Tisch

Diese Übung ist auch Teil der «Fünf Tibeter», einer Übungsreihe mit klassischen Yoga-Asanas.

Beim Tisch kommt es darauf an, in einen wirklich guten Vierfüßlerstand zu gelangen, wo die Füße und Knie hüftweit auseinander sind und die Hände mit gestreckten Armen unter den Schultern fest auf dem Boden ruhen. Am besten sitzt man mit etwas geöffneten Beinen auf dem Boden, plaziert die Hände

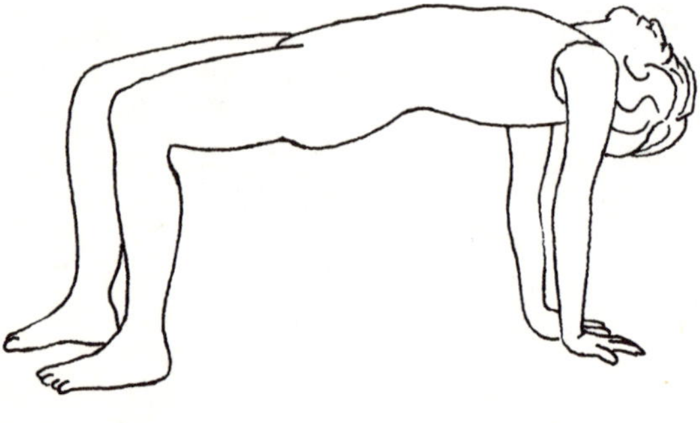

hinter dem Rücken und achtet darauf, daß die Handgelenke nicht verdreht werden. Die Füße aufstellen (beckenweit) und beim Ausatmen in die Stellung kommen, vielleicht ein paarmal dynamisch üben, beim Einatmen jeweils wieder zurückkommen. Hat man genügend Stehvermögen, bleibt man für ein paar Atemzüge in der Haltung und kann den Kopf nach hinten neigen oder das Kinn nah am Brustbein lassen.

Im Rahmen der fünf Tibeter wird mit dem Einatem in die Stellung hineingegangen, vom Atem her ist es aber dem Körper angenehmer, mit der Ausatmung hineinzugehen. Grundsätzlich gilt bei fast allen asiatischen Körpertherapien, die Ausatmung für Anstrengungen zu nutzen.

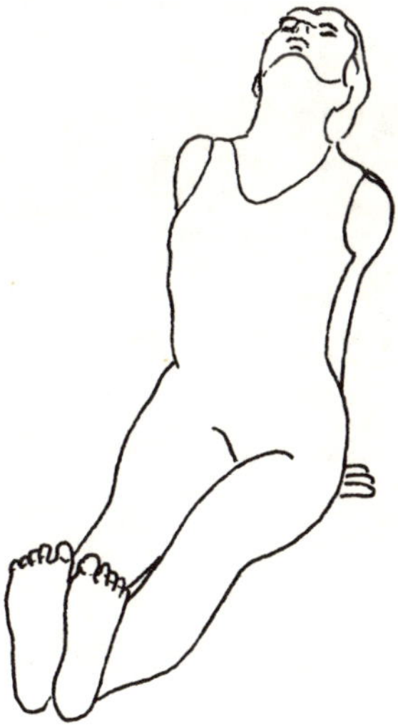

Zum Abrunden auf dem Rücken liegend die Beine anwinkeln und die Knie umschlingen, hin- und herschaukeln. Gut nachspüren, wie belebt nun Atmung und Kreislauf sind. Dieser Stellung werden verjüngende, also erfrischende Wirkungen nachgesagt.

Entspannung

In der Rückenlage nah an eine Wand herangehen und die angewinkelten Beine an der Wand abstellen. Die Hände auf das Becken legen, die Atmung dorthin strömen lassen, spüren, wie der Bauch sich entspannt und der Rücken sich immer besser an den Boden schmiegt.

Meditation

Auf dem Boden sitzen, ein Bein anwinkeln, das andere aufstellen, die Hände sanft auf dieses Knie legen, der Kopf ist schön gerade, die Wirbelsäule gut aufgerichtet. Sich dem Atem zuwenden und den leichten Hauch der Ein- wie der Ausatmung an der Oberlippe spüren. Energien empfangen und wieder abgeben.

Man kann auch eine Hand auf das liegende Knie geben und die Handfläche dabei nach oben öffnen, die andere Hand umfaßt das stehende Knie. Spüren, wie Geben und Nehmen sich die Waage halten, wie alles sich ausgleicht.

Die Einheit mit dem Universum erfahren.

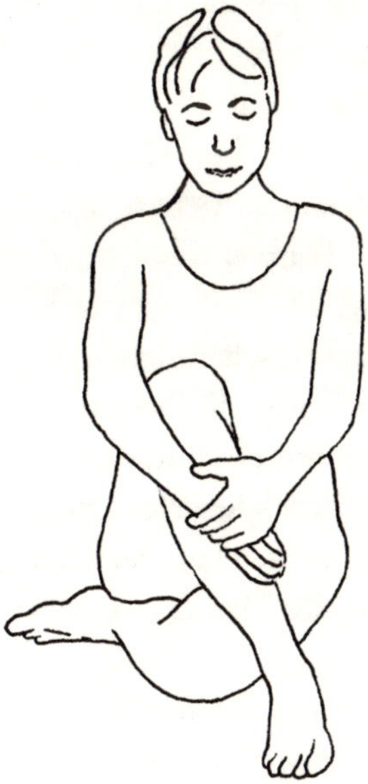

DAS ZWÖLFTE HAUS

Es wird von vielen gefürchtet und gemieden wie der Tod, tabuisiert, weggesteckt. Dabei ist es wichtig für unsere vollständige Entwicklung. Es bezeichnet den Ort des Rückzugs, der Abkehr von der Welt, der Stille und Ruhe. Exerzitien, stille Tage, wären hier angesagt. In unserem Hausbeispiel stellt es das Meditationszimmer dar. Früher hatten Schlösser und große Villen ihre eigene Hauskapelle. In unserer Wohnung kann es der Ort sein, an dem wir unsere Übungen machen, vielleicht ist es einfach nur unsere Yogamatte oder ein kleines Bild, eine Statue, eine Kerze, kurz das, was uns sammelt, unsere Energien bündelt und uns zu innerer Klarheit und Konzentration verhilft. Eine Meditationsecke ist eine gute und lohnende Einrichtung, denn wenn wir stets an den gleichen Ort mit den gleichen Energien zurückkehren, verstärken sich diese Schwingungen, und die entsprechenden Tätigkeiten fallen leichter.

Lohnend ist die Einrichtung einer solchen Ecke in dem Sinn, daß sich die Energien dort mit jedem Verweilen aufbauen. US-amerikanischen Untersuchungen aus der Lernpsychologie zufolge können wir zum Beispiel an solchen Orten, an denen bereits zuvor studiert wurde, ein Gedicht schneller auswendig lernen. Rupert Sheldrake, ein britischer Biologe, entwickelte die Idee der morphogenetischen Felder, die bestimmte Energiemuster aufweisen und von denen wir uns unterstützen lassen können.

Richten wir uns ein solches Fleckchen in unserer Wohnung ein, braucht uns das zwölfte Haus keine Bange zu machen, denn dann haben wir aktiv das Thema angepackt, statt passiv auf ein Geschehen zu warten.

Schaffen wir Zeit und Raum für Stille in unserem Leben, wird die Aktivität leichterfallen, mehr Energie zur Verfügung stehen. Die Rückzugsmöglichkeit nach innen wird uns ein klareres Nach-außen-Gehen ermöglichen. An diesem kleinen Hausaltar können wir das Unbewußte bewußt werden lassen, ins Unterbewußtsein hinab- und mit den Perlen der Erkenntnis wieder auftauchen.

Sind wir regelmäßig zum Innehalten bereit, werden unsere Kräfte immer wieder aufgefrischt. Wir verbinden uns mit der Energie, die immer und überall da ist – wir brauchen uns nur zu öffnen.

Zu diesem Geheimnis aus dem Schöpfungshymnus der *Rigveda* (X, 129,1–7) folgende Verse:

Nicht war da Sein noch Nichtsein. Es war weder der Himmel noch der Raum jenseits davon. Was war Inhalt? In wessen Schutz? War da Wasser, unergründlich, tief?
Da gab es weder Tod noch Unsterblichkeit. Es gab weder die Wahrnehmung von Nacht noch von Tag. Das Eine atmete windlos durch seine eigene Kraft. Außer diesem gab es nichts weiter.
Am Anfang wurde Finsternis von Finsternis verborgen. Dieses All war unterschiedsloses Wasser. Das, was bei seiner Entstehung mit Leere bedeckt war, das Eine wurde geboren durch die Macht der Wärme.
Begehren ergriff am Anfang jenes und war als Same des Denkens damit das Erste. Sich in ihr Herz versenkend fanden die Weisen das Band des Seins im Nichtsein.
Ihr Seil war quer gespannt. Gab es ein Unten? Gab es ein Oben? Gab es Erzeuger? Gab es Schwangerschaften? Gab es erst weibliche Kräfte und später männliche?
Wer weiß es genau? Wer wird hier verkünden, woraus sie entstanden, woher diese Schöpfung kam? Die Götter kamen erst

nach dieser Schöpfung. Wer also weiß, woraus sie entstanden ist?
Woraus diese Schöpfung entstanden ist und ob sie von jemandem hervorgebracht wurde oder nicht: Wenn im höchsten Raum jemand ist, überwachend, so wird dies es wohl wissen oder auch nicht.

(aus: Gedichte der Rigveda, übersetzt von Jürgen Dünnebier, Reclam Verlag Stuttgart 1993)

Übung
Die Bärin

Die Bärin ist eine kraftvolle Bewegungsfolge, bei der wir unseren Standpunkt besser kennenlernen, uns im Becken zentrieren und auch die Aufrichtung neu empfinden lernen. Bei der Bärin werden die Beckenorgane gut durchblutet, so daß die Funktionen der Sexualorgane verbessert werden.

Sich gut mit beiden Beinen auf dem Boden verankern, die Füße sind etwa beckenweit auseinander und parallel. Den Atem wahrnehmen.

Mit der Einatmung die Arme hochheben und leicht in die Knie gehen, beim Ausatmen nach unten schwingen, der Ober-

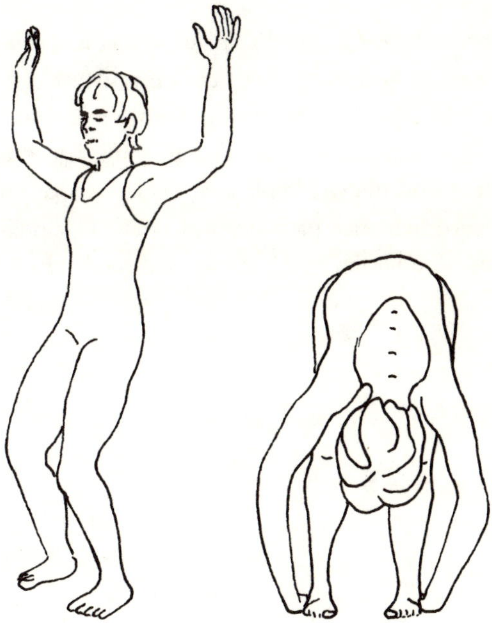

körper ruht auf den Oberschenkeln, die Beine bleiben angewinkelt. Bei der nächsten Einatmung nur den Oberkörper aufrichten, tief in den gebeugten Knien bleiben, darauf achten, nicht ins Hohlkreuz zu gehen, und die Arme und Hände wie große Bärentatzen seitlich abspreizen. Beim Ausatmen sich zur Gänze aufrichten.

Diese Reihenfolge mehrmals dynamisch üben, dann in jeder Stellung mehrere Atemzüge verweilen. Nach dieser Übung im Stehen gut den Kräften einer Bärin nachspüren.

Entspannung
In der Bauchlage: Svastikasana (tibetische Form)

Auf den Bauch legen, das rechte Bein bequem anwinkeln und auch den rechten Arm in der gleichen Weise, den Kopf zu dieser Seite drehen und das Gesicht mit der Wange auflegen. Den linken Arm hinter dem Rücken neben dem Rumpf ausbreiten und den Atem tief und frei werden lassen. Diese Entspannungsposition kann natürlich auch nach der anderen Seite hin eingenommen werden. Am besten ist es, immer mal wieder zu wechseln.

Meditation

Die angenehmste Sitzhaltung wählen oder kreieren. Sie sollte Festigkeit und Form haben, den Atem frei fließen lassen und nicht von der Innenschau ablenken. Darum auch immer mein Hinweis, auf die Leichtigkeit, das Angenehme dabei zu achten.

Eine von innen heraus stabilisierte Wirbelsäule, die also auch durch innere, tieferliegende Muskeln gefestigt wird, unterstützt. Eine Handhaltung finden, die den eigenen Symbolen entspricht.

Wahrnehmen, was der Körper spricht, einfach nur bemerken, wo etwas zieht oder kratzt, wo etwas ungewohnt ist oder auffällig. Ganz in diese Empfindungen eintauchen und sie wieder ziehen lassen.

Frei sein.
Geburt und Tod, beides
des Lebens Spiel enthält –
wie beim Gehen der Fuß,
einmal erhoben, wieder fällt.

(aus: Rabindranath Tagore, Am Ufer der Stille, übersetzt von Martin Kämpchen, Benziger Verlag Zürich/Düsseldorf 1995)

Lilith – die große Spielerin oder der Joker

Der Mond durchlief die Tierkreiszeichen und die Häuser. Wir erlebten ihn neu und leer, sahen ihn zunehmend zum Vollmond werden und erblickten auch den abnehmenden Halbmond. Dies alles zusammen ergibt 28 Möglichkeiten. Die Erde umrundet unser Trabant zwar in 27 Tagen – oder sollten wir besser Nächten sagen – doch von Neumond zu Neumond währt der Mondumlauf ca. 29 Tage, da die Sonne inzwischen ja auch weitergewandert ist bzw. die Erde im Verhältnis zur Sonne. Soweit die astronomischen Fakten.

In der Astrologie taucht seit einigen Jahren Lilith wieder auf. Dieser Punkt entspricht dem zweiten Brennpunkt der fast elliptischen Umlaufbahn des Mondes um die Erde. Oft wird Lilith auch als schwarzes Loch bezeichnet oder die große Leere.

Mythologisch war Lilith die allererste Frau nach der alten Schöpfungsgeschichte im Judaismus. Noch vor Eva war sie da, und sie wird als wilde Frau, selbständig, eigensinnig und lebensfroh geschildert.

Im persönlichen Horoskop zeigt Lilith unsere verborgensten Wünsche, unser tiefstes Begehren, unser höchstes Streben, unsere innersten Quellen der Macht. Oft wird sie als große Mutter bezeichnet und zugleich als Zerstörerin gedeutet, enthält sie doch beides. Sie gibt und nimmt Leben, denn sie fordert es ganz. Halbheiten, Kompromisse sind nicht ihr Thema. Sie steht für das Viele, das zu Einem wird, und für das Eine, das die Vielfalt enthält.

In diesem astrologischen Spiel der Monde und Yogapositionen möchte ich sie als Joker, die große Spielerin, einführen. Wird diese Seite im Buch aufgeschlagen, heißt es: aufgepaßt und hingehorcht. Es geht darum, tief zu den Quellen der Intuition abzusteigen oder hoch hinauf zu klettern zur initiativen Weisheit. In einem jeden Menschen ist alles Wissen angelegt. Im Leben kommt es darauf an, diese Schätze zu öffnen und zu aktivieren. Lilith zeigt, wo und wie wir das am besten können. Sie gibt uns Methoden an die Hand, weist Möglichkeiten auf, inspiriert einen forschenden Geist. Sicherheiten spielen für sie dabei keine Rolle – sie wagt den eigenen Weg.

Als Partnerin für gemütliche Plauderstündchen eignet sie sich nicht. Sie fordert zu Diskussionen und Debatten heraus, um die Wahrheit klar zu sehen. Auf Diplomatie wird sie sich nicht einlassen (selbst wenn sie in der Waage steht) – sie verlangt Wahrhaftigkeit. Auch gibt sie sich nicht mit kleinlichen Wünschen ab – ein bißchen mehr Frieden, etwas mehr materiellen Wohlstand, ein klein wenig Liebe –, damit wird sie erst gar nicht anfangen, das ist ihr zu kleinkariert und geizig und überhaupt zu wenig wagemutig. Der Symbolgehalt von Lilith liegt in ihrer Stärke und enormen Kraft, die mit innerem Willen gepaart ist, und zugleich handelt sie voller Hingabe und Vertrauen in das Leben. Im englischen Begriff commitment drückt sich dies aus. Auf das eigene Leben übertragen, bedeutet es: Lasse ich mich auf meine (eigenen) Entscheidungen ein? Stehe ich zu dem, was ich sage? Trete ich für meine Überzeugungen ein, ohne zu eifern oder recht haben zu wollen? Und lerne ich aus Fehlern? Denn Sturheit fordert Lilith keineswegs, sondern Flexibilität plus Klarheit.

So wird deutlich, daß Lilith nichts mit zahmer Anpassung zu tun hat, sondern unangepaßtes, ungezähmtes Verhalten fördert und fordert. So macht frau/man sich natürlich nicht jeden und jede zu FreundInnen – jedenfalls werden diejenigen wegbleiben, die ja und amen zu allem sagen. Doch werden solche Menschen in ihrem Gefolge auftauchen, die klare Kraft ausstrahlen und somit beispielsweise auch fähig sind, zu ihren Schwächen zu stehen, was wiederum große Stärke beweist.

Was also tun mit diesem Urweib? Sie endlich leben, denn tun wir dies nicht, wird sie ihr Recht einfordern, notfalls über Kranksein oder eine antrainierte Opferhaltung. Lernen wir doch lieber Liliths Sprache – es ist nämlich unsere ureigene Sprache von Instinkt, Intuition, Inspiration, ja auch Intellekt und Initiation. Ein Wohlsein jenseits materieller Habe wird sich einstellen, ein Wohlbefinden, das über das körperliche hinausgeht – es transzendiert. Der Umgang mit Lilith ist kein Kinderspiel – aber durchaus spielerisch zu erforschen. Sie ähnelt dem Kind, das ganz vertieft in das ist, was es gerade tut. In diesem Sinne wird Lilith ihre Gaben von Größe und Tiefe verschenken, sie wird Weisheit verströmen, uns zur heilen Ganzheit führen und alle unsere Wandlungsphasen unterstützen.

Dieser großen Spielerin, dem Joker, entsprechen alle Übungen, alle Meditationsformen, alle Entspannungen – sofern wir uns mit ganzem Herzen da hineingeben. Lilith stärkt Eigenmacht und Sinnlichkeit und läßt uns das Leben in seiner ganzen Fülle erfahren. Denn sie ist die Ergänzung unserer Erde, das schwarze Loch voller Energie. Daß Lilith jetzt in der Astrologie wieder ins Bewußtsein gerückt ist, hängt sicher auch mit der Wiederkehr des Weiblichen zusammen. Denn sie wollte mit Adam gleichwertig sein, was diesem nicht paßte. Daraufhin ging sie fort. Spinnen wir diesen Faden weiter, könnte es ja sein, daß wir vor einer neuen Gesellschaftsform stehen, wo gleiche Gültigkeit, Wertigkeit und gleiches Recht für alle gelten, sich somit auch ein neues Verhältnis zwischen Frau und Mann anbahnt. Wenn alle ihre Lilith leben... welche Vision schwebt Ihnen dann vor?

Engellieder

Ich ließ meinen Engel lange nicht los,
und er verarmte mir in den Armen
und wurde klein, und ich wurde groß;
und auf einmal war ich das Erbarmen
und er eine zitternde Bitte bloß.

Da hab ich ihm seine Himmel gegeben –
und er ließ mir die leisesten Träume zum Pfand;
er lernte das Schweben, ich lernte das Leben,
und wir haben langsam einander erkannt.

Seit mich mein Engel nicht mehr bewacht,
kann er frei seine Flügel entfalten
und die Stille der Sterne durchspalten –
denn er muß meiner einsamen Nacht
nicht mehr die ängstlichen Hände halten –
seit mich mein Engel nicht mehr bewacht.

(aus: R. M. Rilke: Die Gedichte, Insel Verlag Frankfurt a. M. 1998[10], S.150)

Epilog

Das astrologische Spiel mit den Phasen des Mondes, die Yogapositionen der Frau Luna, der spielerische Umgang mit dem Ernsten – all das soll anregen, die eigenen Kräfte zu erforschen. Vom Verstand her ist uns ja vieles klar, doch wie umsetzen, wie eine leibhaftige Erfahrung und Erinnerung daraus werden lassen? Yogastellungen und Meditationshaltungen sowie Entspannungsformen gehen vordergründig den Weg über den Körper. Da dieser im Yoga als zugleich beseelt und vergeistigt wahrgenommen wird, ergibt sich daraus eine ganzheitliche Vorgehensweise.

So kann das Üben nach diesem Buch heilsam wirken, indem wir auf unsere Fragen eine Seite aufschlagen, die dort abgebildete oder beschriebene Stellung oder Haltung einnehmen und erspüren und erfühlen, welche Antwort uns da erwächst, uns aus unserem Inneren zufließt. So beleben wir das über Jahrtausende tradierte Yoga neu und lassen uns zugleich an die eigenen Wurzeln des Heilens führen. Wir befreien uns von festgelegten Formen, öffnen Türen zu verborgenen Schätzen.

Wer neugierig übt und wachsam hinspürt, wird Yoga in seinem Ursprung erfahren. Denn die weisen Menschen, Frauen wie Männer, die diese Kunst gesunden Lebens vor Tausenden von Jahren entwickelten, sollen den Überlieferungen nach ihr Wissen durch Schauen und Sehen geschöpft haben. Sie ließen sich von der Hingabe an das Leben führen.

«Dank an das Leben, das alles gegeben», sang die chilenische Sängerin Violetta Parra noch kurz vor ihrem Tod, nachdem sie lange an Krebs gelitten hatte. Dankbarkeit überkommt mich jedesmal, wenn ich ein Buch beende. Es ist eine Dankbarkeit, die über das Persönliche hinausgeht, auch wenn die vielen Menschen, die natürlich eine solche Zusammenfassung inspirieren, in ihrem Wirken sehr wichtig sind.

So bin ich jenen dankbar, die geduldig auf das Erscheinen dieses Buchs warteten, und ich danke denen, die mich lehrten – sei es, daß sie meine LehrerInnen waren oder meine SchülerInnen. Und ich bin dankbar, daß durch mich diese Kombination von Yoga und Mondstellungen in Worte gefaßt wurde.

Aus der Wonne kamen wir ins Dasein,
in der Wonne wachsen wir.
Am Ende unserer Reise gehen wir wieder in die Wonne ein.

(Taittiriyopanishad III.6 übersetzt von
Franz Dam aus: Sri Chinmoy: Veden, Upanishaden, Bhagavadgita,
Diederichs Verlag, München 1994, S. 97)

Weiterführende Literatur

Ayurveda

Deepak Chopra: Die Körperseele – Grundlagen und praktische Übungen der indischen Medizin, Knaur, München 1993.

Birgit Heyn: Die sanfte Kraft der indischen Naturheilkunde, O. W. Barth, Bern, München, Wien 1992.

Rocque Lobo: Traum und Karma im Ayurveda – Philosophie und Praxis, Diederichs Gelbe Reihe, München 1990.

Maya Tiwari: Das große Ayurveda Handbuch, Windpferd. Aitrang 1996.

Kreativität

Rose Ausländer: Im Atemhaus wohnen eine Menschblumenzeit, Uxheim 1995.

Mihaly Csikszentmihalyi: Kreativität – Wie Sie das Unmögliche schaffen und Ihre Grenzen überwinden, Klett-Cotta, Stuttgart 1997.

Dina Glouberman: Der Hund, die Möhre, der Samowar und das Fischerboot – Die Heilkraft der inneren Bilder, Piper, München, Zürich 1994.

Alexander Lowen: Freude – Die Hingabe an den Körper und das Leben, Goldmann, München 1996.

Gaby Miketta, Claudia Tebel-Nagy: Liebe und Sex – Über die Biochemie leidenschaftlicher Gefühle, Trias, Stuttgart 1996.

Catherine Ponder: Die Heilungsgeheimnisse der Jahrhunderte – Die 12 Geisteskräfte des Menschen, Goldmann, München 1982.

Joseph Scheppach – Sex um 8 – und was Sie sonst noch über innere Uhren wissen sollten, Kösel, München 1996.

Andrée Schlemmer: Farben für Seele, Geist und Körper – Ein neuer Weg zu Lebensfreude und Gesundheit, Hallwag, Bern 1990.

Mondin

Angelika Aliti: Die wilde Frau – Rückkehr zu den Quellen weiblicher Macht und Energie, Knaur, München 1994.

Luisa Francia: Starke Medizin – Handbuch zur Selbstheilung, Frauenoffensive, München 1995.

Christiane Northrup: Frauenkörper, Frauenweisheit – Bewußt leben – Ganzheitlich heilen, Zabert und Sandmann, München 1994.

Miranda Shaw: Erleuchtung durch Ekstase – Frauen im tantrischen Buddhismus, Krüger, Frankfurt/Main 1997.

Hannelore Traugott: Lilith – Eros des Schwarzen Mondes, Astrodata, Wettswil 1995.

Yoga

Sri Chinmoy: Veden, Upanishaden, Bhagavadgita – Die drei Äste am Lebensbaum Indiens, Diederichs Gelbe Reihe, München 1994.

Gertrud Hirschi: Lust auf Yoga – 84 Yogakarten für individuelle Übungsfolgen mit Begleitbuch, Bauer, Freiburg/Breisgau 1997.

Karl-Heinz Kupfer: Yoga von A–Z, Econ, Düsseldorf 1979.

Dean Ornish: Revolution in der Herztherapie, Kreuz, Stuttgart 1992.

Christine Page: Chakraheilung – Körperheilung – Erfahrungen einer Ärztin im Grenzbereich zwischen Geist und Materie, Knaur, München 1994.

Übungsverzeichnis